宝宝轻松带

生病不着急

《健康时报》编辑部 主编

水冰月 绘画

中国科学技术出版社

·北京·

目录
contents

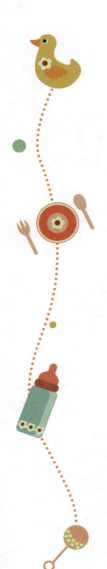

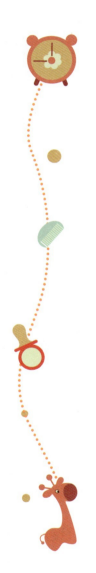

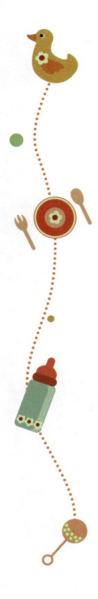

儿童其他常见病

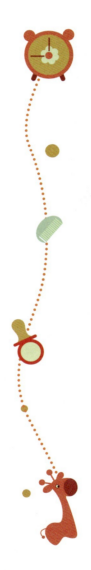

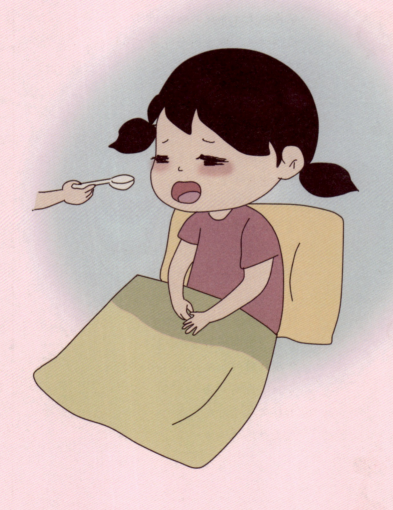

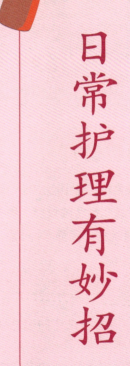

日常护理有妙招

新生儿要过 3 大关

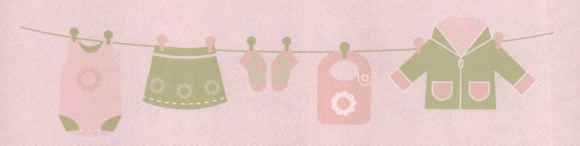

 受访专家

南京市儿童医院新生儿医疗中心主任　周晓玉

重庆医科大学附属儿童医院教授　华子瑜

北京儿童医院主任医师　钟 雁

　　哎呀，刚生下来还白里透红的小宝宝，怎么变成小黄孩儿了？

　　哎呀，这么精心地照顾，宝宝怎么还是会得肺炎？

　　还有，现在生活条件这么好，还要预防破伤风吗？刚刚转正的父母，一边傻乐着，一边开始了操不完的心。对于这几种常见的新生儿疾病，家长们应该怎么预防呢？

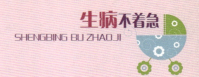

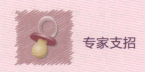 专家支招

肺炎：最怕捂太厚

一场大雪过后，南京市儿童医院的新生儿医疗中心病房一下子住了近 200 个小宝宝，全是出生后 28 天内的新生儿，其中肺炎患儿的数量占第一位。

新生儿肺炎很多都是被新爸爸新妈妈给"捂"出来的，新生儿体温调节功能差，穿得太厚实或是屋里长时间开空调，容易发生呼吸道黏膜感染，导致肺炎。因此，新爸爸新妈妈要注意：

1. 室内温度维持在 22 ~ 24℃，适当通风换气，避免对流风。

2. 可使用加湿器，适当给宝宝补充水分。

3. 经常给宝宝翻身，增加肺通气量，促进痰液排出。宝宝鼻腔内干痂要用棉签蘸水取出。

4. 喂奶时应抱起宝宝或头高位喂奶，别一次喂太多，导致呛奶。

5. 护理新生儿时大人要注意勤洗手。

黄疸：注意补水分

家住重庆市杨家坪的杨先生最近喜获女儿灵灵，才享受当爸爸的快乐没有两天，灵灵的皮肤就开始发黄。经过检查，灵灵体内的血清胆红素有所升高。两周之后，脸色逐渐恢复了正常。

新生儿黄疸在新生儿疾病中应该算是"三甲"之内的，正常的足月产宝宝，在出生后的第一周内，有 60％会出现黄疸，早产的宝宝则有 80％会出现黄疸，大多数是生理性黄疸。但是新爸爸新妈妈看到孩子皮肤突然变得黄黄的，还是会很紧张。

了解了下面这些数字，做到心中有数，可能有助于缓解父母的焦虑。

生理性黄疸一般出现在宝宝出生 2～4 天后，4～6 天达到高峰，1～2 周内就可消退。这期间，父母们可以放宽心，细心观察黄疸的变化，吃奶粉的孩子需多补充水分。

早产儿的黄疸可能会持续 3～4 周。

如果出生后 24 小时内出黄疸或黄疸进展快，要及早就医。

破伤风：脐部常消毒

宝宝怎么了：患病的小宝宝表现出烦躁不安、哭闹，慢慢地牙关紧闭、抽搐、眼裂变小、面肌痉挛，出现皱眉、举额、口角上牵的"苦笑"面容；肌肉痉挛；严重者呼吸肌痉挛甚至窒息。

这是新生儿破伤风的表现。

新生儿破伤风多发生在出生后 4~6 天，又称四六风、脐风等。城市里因为医院的卫生比较有保证，出现此病的主要原因是家长对孩子脐部的清洁消毒不当所致。

妈妈在给新生儿脐部消毒时，一定要做到：每天 3 次用 75% 的酒精棉签进行脐根深部清洁。被尿液或洗澡水弄湿后也要及时消毒。擦时从脐窝处将脐带残端提起并以螺旋样动作向四周擦拭，不可来回乱擦。特别要注意待脐带脱落后，坚持继续消毒，至少擦到婴儿出生后 15~20 天。

提醒妈妈不要把婴儿内衣放在纸尿裤里，男婴换尿布时要防止尿液上冲弄湿脐部。

（《健康时报》特约记者 于露露 唐先强 侯晓菊）

给新手妈妈
支4招

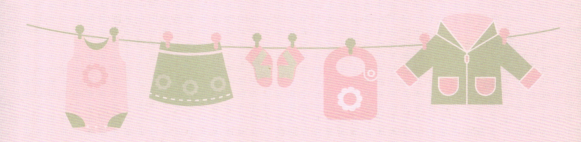

学习高级护理出身，又一直在医院工作，至少是个"半专业人士"了，要说对付一个软软的小生命，心里应该有点底。但是不行，还是慌啊，什么事情一到自己头上，就乱了方寸，尤其是当宝宝睡觉黑白颠倒或生病时，每一次我都感觉是在向自己的极限挑战。现在宝宝已经7个多月大了，回头想想，如果一切重来，我会轻松很多。

闹黄昏：抱紧宝宝揉肚子

　　宝宝还没出生的时候，我就在育儿的书籍上看到有关腹绞痛的症状描述，可是我没想到还真让我的宝宝遇到了，而且一开始我也没有和腹绞痛联系起来，书算是白看了，50多天的煎熬至今让我想起来都不寒而栗。

　　宝宝大概50天的时候，每到傍晚时分就开始大哭，时间特别固定，而且哭得那叫一个撕心裂肺，惊天动地，谁哄都没用。那段日子我几乎患上了傍晚恐惧症。

后来咨询了本院的大夫，才知道确实是腹绞痛。腹绞痛多发生在傍晚或夜间的固定时间，所以也叫"闹黄昏"。因为肚子疼，宝宝会通过曲腿等来表现，同时挥动小手，哭声大，一般持续1~3个小时。

腹绞痛多在孩子两三周大的时候开始出现，6~10周为高峰期，三四个月之后就自然好了。我家宝宝就是在3个月过后完全好了。关于腹绞痛的成因，医学界也没有统一的认识和说法，也就是说没有太好的治疗方法。

经验总结

我在抓狂的时候也尝试过很多方法，后来总结出一种对我的宝宝比较有用的做法，就是抱紧宝宝，给他点儿安全感。同时帮他按摩腹部，用橄榄油，滴一滴在宝宝的肚脐上，搓热双手之后按在肚脐上，缓缓地帮他按摩，能让他舒服一些。

拍嗝：吃奶后等3分钟再拍

宝宝刚出生的时候，溢奶并不是很严重，大约10天大的时候，宝宝溢奶开始逐渐厉害起来了，记得有一次吐得她自己满脸都是奶水，把她吓得大哭起来，我在那一瞬间也手忙脚乱，不知道该怎么办。

很多新手妈妈都有此感受，看书上说每次宝宝吃完要给他拍嗝，可刚出生的宝宝要竖抱起来拍嗝并不是一件容易的事，尤其是夜里。每次宝宝吃完都会大量地溢奶，每次都让人心疼不已。

经验总结

朋友教我个新方法——宝宝吃完奶不要急着拍嗝，让她保持原来的姿势三四分钟，再抱起来拍就比较容易听到那一声"嗝"了。大家不妨一试啊！

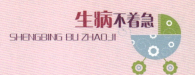

轮状病毒：常摸摸囟门

　　6个月左右的时候，宝宝被轮状病毒腹泻袭击了。起初的症状像感冒，上午开始咳嗽、低热、流清涕、吐奶（那个时候宝宝基本上不溢奶了），喂完感冒药后，宝宝哭闹得更厉害了，很快腹泻的症状就表现出来了，颜色是淡绿色或黄色，呈蛋花样，味道也与平时不同，有股酸味。医生后来诊断宝宝是患上了轮状病毒腹泻，这种病是一种自限性疾病，大约需要一个星期，这一个星期实在是让人度日如年啊！

经验总结

　　这种病没有特效药，家长要经常摸摸宝宝的囟门，如果没有凹陷，说明宝宝还没脱水；如果凹陷了要赶紧去医院输液。为防止脱水可以给宝宝口服补液盐，冲调浓度要严格按照包装说明操作；并暂停母乳喂养。

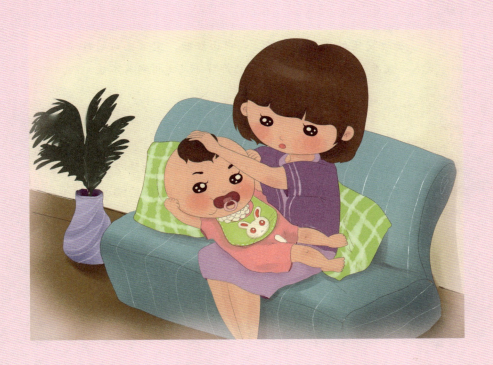

发烧：宝宝后背垫块纱布

宝宝第一次感冒是被我传染的，由于晚上躺着喂母乳，忘记盖被子了，结果着凉感冒了。

很快宝宝出现了低烧，当时已经是晚上9点了，我脑子几乎一团糨糊，不知道该如何应对。

还好，婆婆比较镇定，说不算高烧，先观察一晚上再说。

那一个晚上我都没睡，不停地给宝宝量体温。第二天抱着宝宝去看医生。

医生开了些药，嘱咐我多给宝宝喂点水。还安慰我说，宝宝生病，三分吃药，七分护理。交代我在宝宝的后背垫一块纱布，因为发烧会出汗。如果纱布湿了就及时更换，更换新的纱布时要在自己身上先暖一下，再给宝宝垫进去。

经验总结

通过宝宝的第一次感冒，我得出经验，宝宝生病的时候，大人一定要镇定，学医出身的自己那样手足无措实属不该。

此外，感冒发烧之类的疾病，能吃药就不打针，能打针就不输液。新手妈妈们还可以做个记录，每次宝宝生什么病，都是吃什么药好的，或吃哪些药效果不好。把这些记录下来，再碰到同样的情况，就不会手忙脚乱了。

（河南省中医院　戴秀娟）

小毛病喝点 "宝宝水"

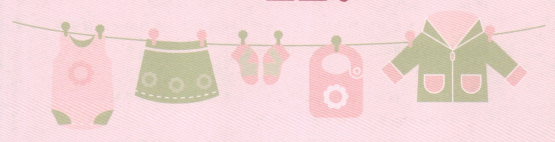

 受访专家

中国中医科学院望京医院内科

主任医师　杨国华

　　天气冷了，屋里还没供暖，宝宝可遭罪了，咳嗽、有痰，要是家里开了空调取暖，呼呼的热风还会让宝宝出现嘴唇干燥的上火情况。为这些小毛病去医院，费事花钱，一不留神可能在医院又被传染了感冒，不划算。其实，专家建议，熬一些"宝宝水"，这些小毛病没准就会治好了，来看看"宝宝水"是怎么做的吧！

荸荠水：化痰

孩子喉咙里有痰咳不出来，"呼噜呼噜"作响，脸也憋得通红，看上去非常难受。痰是气管炎症产生的分泌物，其中有许多致病菌，若不排出，不仅疾病难愈，还容易堵塞呼吸道，造成呼吸不畅。

荸荠本身就能清热化痰、生津润燥，味道甜脆，熬水后会留有荸荠的清香和丝丝甜味，因此宝宝会喜欢喝。

做法：最好挑选个头大、颜色为洋紫红、顶芽较短的荸荠，这种荸荠质量较好。

将2～3只荸荠去皮，切成薄片，放入锅中，加一碗水，在火上煮5分钟即可。对于1岁以上的宝宝，根据口感也可以加点能够润肺的蜂蜜。

南瓜水：祛火

天冷，宝宝出去活动的机会少，家里空气又干燥，如果室内开空调等，就容易出现嘴唇干、流鼻血等情况，此时，给孩子增加富含维生素A、维生素E的食品，对缓解干燥祛除火气很有帮助。

南瓜的制作方法很多，可煮粥、蒸食、做菜，吃起来软糯香甜。但略微有点干，不妨试试南瓜水，一方面，能增加宝宝的饮水量；另一方面，南瓜富含β胡萝卜素，被人体吸收后可转化为维生素A，改善干燥的症状。

做法：南瓜200克切片，加水1000毫升，也可以放几颗大枣，煮一会儿就好了。需要注意的是，儿童也不能吃太多南瓜，南瓜水也不要一天到晚的喝，否则β胡萝卜素摄入过量会沉积在皮肤中，让宝宝变成"小黄人"。

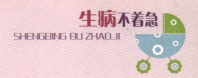

大蒜水：止咳

着凉后，宝宝一般是风寒咳嗽，咳几声都会让家长揪心，于是赶紧给孩子吃止咳药。

且慢，这样做不见得是对孩子好，因为，咳嗽本身是机体一种自我保护性的反射动作，呼吸道里的脏东西就要借咳嗽的力量排出体外，所以止咳应该和化痰一起来。

着凉后主要是风寒咳嗽，会出现咳嗽咽痒、舌质淡红、舌苔薄白，这个时候就可以让大蒜帮忙了。大蒜性温，入脾胃、肺经，对治疗寒性咳嗽、肾虚咳嗽效果非常好。

大蒜气味辛辣，吃后还有一股子"怪味"，一般不会给宝宝吃，但蒸大蒜水口感就好多了。

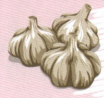

做法：取大蒜2～3瓣，拍碎，放入碗中，加入半碗水，放入一粒冰糖，在碗上加盖，放入锅中蒸，大火烧开后改小火蒸15分钟即可。可以不吃大蒜，一天喝2～3次蒜水，一次小半碗。如果是5～6岁的孩子，可放4～5瓣大蒜。

萝卜水：消食

宝宝整天待在家里，活动少了，嘴自然不闲着，各种小零食杂七杂八吃起来，很容易积食，有经验的妈妈都知道，宝宝一积食就离发烧感冒不远了，所以要消食。一般会想到山楂片之类的，可是山楂片吃多了对牙齿也不利。都说"冬吃萝卜夏吃姜"，宝宝消食也可以用萝卜水。

做法：白萝卜洗净，切4～5薄片，放入小锅内，再加大半碗水，放火上烧开后，再改小火煮5分钟，可以适当加点冰糖，然后给孩子喝。萝卜顺气，自然就能消食、生津、健胃，缓解肚子胀等情况，可以一日喝2～3次。

（《健康时报》记者　郑帆影）

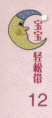
妈妈要牢记的穴位

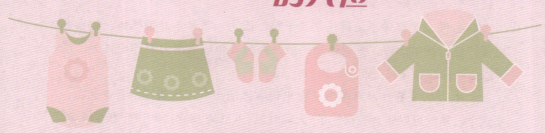

不肯睡觉开开天门

位置：两眉头连线中点至前发际成一直线。

方法：家长用两个大拇指在孩子额头正中线自下而上交替直线推动，这就叫"开天门"。用力逐渐加重，看到孩子额头的皮肤微微发红即可，推 3 分钟就能见效。

效果：有镇静安神的作用，适合不肯入睡、头痛、受惊等的孩子。

风寒感冒"运太阳"

位置：眉毛末端向后一指宽的凹陷处。

方法：用双手大拇指或中指，定位在孩子的太阳穴上，做弧形或环形运转推动，称"运太阳"。运 50 ~ 100 次，手法宜轻不宜重，宜缓不宜急。

效果：能缓解因为风寒而引起的感冒症状，还可以尽快治愈感冒。

厌食试试补脾大法

位置：拇指末端的螺纹面就是脾经穴。

方法：从拇指的末端向拇指根部推，称为"清脾经"，在螺纹面旋推就是"补脾经"。清脾经、补脾经统称为"推脾经"。

效果：孩子不喜欢吃饭，家长可以采用补脾法，旋推 100 ~ 200 次。

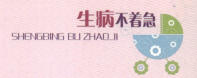

推推肝经能够祛火

位置：位于食指末节螺纹面。

方法：在食指面顺时针方向旋转推动为补；由指端向指根方向直线推动为泻，统称"推肝经"。

效果：小孩是纯阳之体，易上火，经常推肝经是降火驱毒的好办法。

脑门热清清天河水

位置：前臂内侧正中线，自腕至肘的直线。

方法：用食、中二指从孩子的腕推向肘，约推 100 ～ 200 次。

效果：治疗孩子发热、烦躁、惊风等症状。

不拉臭臭顺时摩腹

位置：肚脐四周。

方法：用手掌或四指摩。

效果：顺时针摩腹用于腹痛、腹胀、便秘；逆时针摩腹用于腹泻。

提醒家长

给宝宝推拿按摩，应从轻到重，以孩子皮肤微微发红为度。操作时可以用一些介质，如婴儿油，以润滑皮肤，提高疗效。

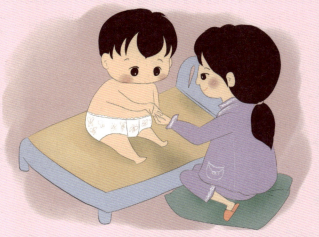

（《健康时报》特约记者　徐尤佳）

吃伤了，揉揉 **3** 穴位

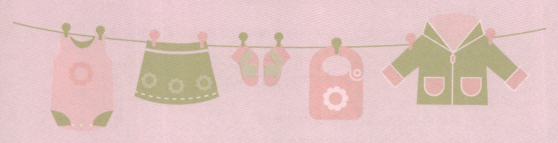

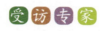

受访专家

河南省中医院小儿捏脊推拿室治疗师　马庆华

　　3 岁以下的宝宝最容易得伤食泻，就是吃伤了，因为宝宝的肠胃功能薄弱，喂养不当极易损伤脾胃，造成腹泻。这种情况下，家长可给孩子揉揉 3 个穴位。

　　天河水穴：宝宝手掌向上，小臂内侧从腕横纹中央到肘横纹。家长可以用手指腹从腕横纹中央推向肘横纹中央。

　　清胃经穴：胃经穴在宝宝手掌大鱼际外侧缘，家长要用指腹从腕横纹向拇指根部推。

　　运八卦穴：以宝宝手掌面为圆心，从圆心至中指根横纹约 2/3 处为半径画圆，这个圆就是八卦穴。家长可以用手指在宝宝掌心以顺时针方向自然画圈。

（《健康时报》特约记者　李尤佳）

多病之秋
不用怕

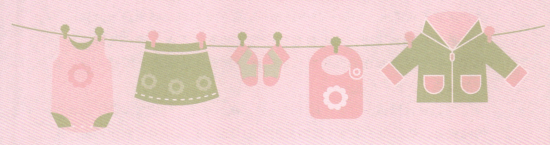

上海市中医医院儿科主任医师 夏以琳

感冒咳嗽拉肚子，你方唱罢我登场。秋天对于孩子来说，是个多病的季节，特别容易外感风寒。而且比起天气预报来，小宝宝的身体反应更加准确。秋老虎还在延续夏天的燥热，孩子会因为窗户缝里透进来的一丝秋风而咳嗽起来了。这里给家长们介绍一些秋季常见疾病的保健知识。

秋咳：晨起轻咳不必大惊小怪

俗话说，出汗、咳嗽、放屁3件宝。咳嗽是一种正常的生理防御反射，是人体自行清除呼吸道黏液的唯一办法。3岁以下的小儿咳嗽反射较差，痰液不易排出，如果一咳嗽就给予较强的止咳药，咳嗽虽暂时停止，但痰液不能顺利排出，会大量蓄积在气管和支气管内，造成气管堵塞。其实小孩子早上起床有几声轻轻的咳嗽，只是在清理晚上积存在呼吸道里的黏液，家长不必担心。

可以试试给孩子排痰，具体做法是：家长坐下，让宝宝脸朝下趴在你的膝盖上，然后用手掌有节奏地轻拍他的背部，别太用力。利用拍击产生的震动，将气道深处的黏液向上排。同时鼓励孩子腹部用力，把痰咳出。

酸味食品会收敛痰液，使痰不易咳出，所以宝宝咳嗽时要多喝水忌甜酸。

小窍门：睡觉时可垫两个枕头把孩子后背和头撑起，防止分泌的黏液滴落到喉咙，引起咳嗽。

就诊提示：孩子咳嗽，家长要留心记下孩子咳嗽的时间、性质、音色、节律，诱发或加重因素以利于医生判断。比如，入睡和起床时的咳嗽多数是有痰的咳嗽；咽部或气管有刺激的咳嗽表现为干咳；如咳嗽以白天为主应注意支气管炎或咽喉炎；咳嗽以夜间为主，则要高度怀疑咳嗽变异性哮喘；饭后咳嗽或咳嗽加重需排除胃食管反流性咳嗽。

秋泻：胡萝卜煮水捣泥一起吃

入秋乍冷，幼儿腹泻是常有的事，这时，吃了不会上火且补益胃肠的胡萝卜可是能够帮上大忙的，有助于病情的康复。

在药物治疗的同时，用新鲜胡萝卜，洗净切碎，用少量的水微火煮烂，

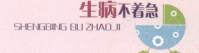

然后把胡萝卜捣成糊状，煮胡萝卜的水留作备用。吃的时候，在煮胡萝卜的水中，加入一小勺胡萝卜泥，有点像稀粥的样子就可以了，可按平时的食量喂给。一般来说，婴儿喂食胡萝卜泥2～3天，大便即可成形。

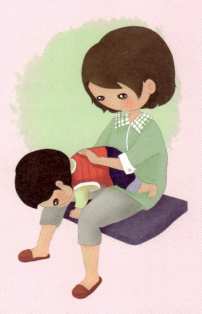

有的父母认为孩子腹泻是消化不好，多吃会多拉，所以让孩子少进食，这无异于火上浇油，会加重孩子体内脱水程度。因此，孩子腹泻时不必禁食，且应多补充水分。

生活中应防止孩子过度疲劳、惊吓或精神过度紧张。这些都可能造成对小儿腹泻的不良刺激。

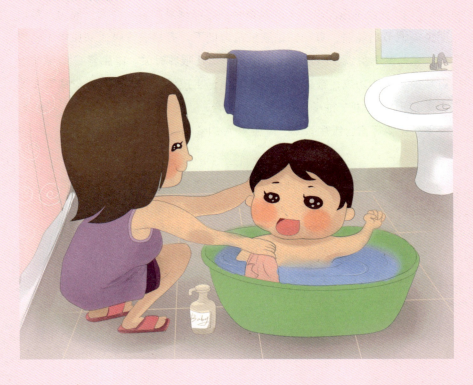

　　小窍门：对于体弱易腹泻的小儿，可多泡温水澡，有利于增强抵抗力。

　　就诊提示：记录下孩子每次大小便和呕吐的次数、量和性质。就诊时可带上两小时内的大便采样。小儿腹泻一半以上为病毒所致，不能乱用抗生素。

秋感：10颗绿豆两片茶能清热

　　秋天燥热，早晚又凉，火力壮的小宝宝特别容易外感风寒，导致感冒。用10颗绿豆，两片茶叶，一中碗水，煎到半碗，挑出茶叶，加点红糖给小儿喝，有清热解表的功效。

　　如果是风寒感冒，最常用的就是用一小段葱白，洗净切碎，加水三杯煎至两杯，趁热给小儿喝一杯，半小时后加热再喝一杯。

　　平时食欲不振、出汗多的儿童特别容易反复感冒。原因一般为儿童时期免疫调节功能弱，鼻咽部黏膜抵抗力低下，容易被呼吸道病原微生物侵袭，还与营养失调、微量元素失衡、非母乳喂养有关。维生素C有预防感冒减少发病的功效，维生素A对修复气道上皮组织，维持气道健康有重要意义。所以，枇杷、柚子、梨、莲子、百合、红枣、核桃、银杏、山药、莲藕、萝卜、生姜等富含维生素C、维生素A的食物，可经常食用。

　　小窍门：宝宝堵鼻，妈妈堵心。对于喂母乳的宝宝，如果鼻塞，可取约50毫升乳汁，放入3～5厘米长的葱白，蒸10分钟，取出放置到适宜温度后，给宝宝服下，可以通鼻开窍。

　　就诊提示：成人常用的退热药如阿斯匹林、感冒通、速效伤风感冒胶囊等不可给小孩用，以免诱发消化道出血、白血球或／和血小板减少或血尿。

（叶依 罗云）

妈妈们最该熟悉的中药

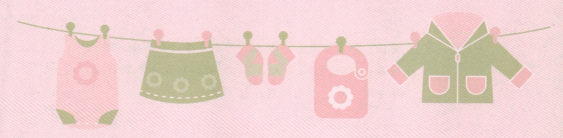

　　方新华是杭州市中医院中药房的一位药师，有一个可爱的 4 岁女儿。因为学医药出身，所以这位爸爸照顾起女儿来非常细心，尤其当女儿出现一些小状况时，方爸爸会使出他的拿手绝活，用一些中药，内服外用，经常是"药到病除"。

　　现在，就让方爸爸倾囊相助，教妈妈们认识几款对宝宝健康有帮助的中药材吧！

金银花：防痱子

　　女儿皮皮半岁左右时，赶上杭州最热的高温天气，小家伙长了一身痱子。当时花露水、痱子粉都给女儿试用过，但效果不太明显。后来改为天天喝绿豆汤，好歹有了一点效果。

不过，方爸爸没有就此打住。为了皮皮，他一定要捣鼓出一种更方便、更有效的防痱、祛痱方法。他脑中闪过一味中药——金银花，这味药有很好的清热解毒功效。于是，他开始用金银花煮水给皮皮洗澡，用了几次后，痱子居然完全被控制住了。

> 方法：取金银花3～5克，用水煮沸，再用小火慢慢熬一段时间后，冷却成温水，将水倒进洗澡盆里，像平常一样给宝宝洗澡就行了。

生地黄：缓便秘

孩子便秘，家长那个愁闷劲儿不亚于自己也得了这毛病。不敢给孩子吃泻药也不敢常用开塞露。方爸爸支招说，可以多给孩子弄些生地黄泡水喝。

生地黄是一味养阴润燥的中药材，通便功效很神奇，在吃香蕉都没效果的情况下，就可以将这味中药给宝贝用了。

> 方法：取2～3克生地黄，加水煮开，放温后给孩子喝。

白菊花：去肝火

说到便秘，方爸爸还推荐了白菊花，尤其是男宝宝的妈妈要记住了。菊花能清肝明目，疏散风热，对于肝火很旺的小孩子非常好，能去火气，帮助排便。对于小男孩尤其适用，因为从中医角度讲，小男孩的体质都属于肝阳上亢型的纯热之体。

> 方法：直接用白菊花泡水，常给孩子喝喝。

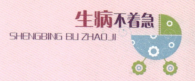

鸡内金：消积食

很多人印象中的中药，就是一堆花花草草，其实动物身上也有不少好药，比如对付孩子积食的鸡内金。

鸡内金就是鸡"胃"里一层金黄色的角质内壁，趁湿剥离，洗净、晒干，生用或炒用都行。有较强的消食化积作用，并能健运脾胃。"皮皮最爱吃肉了，最近带她去吃烤肉，她一口气能吃下很多肉串，结果回来就喊肚子胀死了，连水都喝不下了。"方爸爸后来就拿出了他的宝贝中药，这些鸡内金平时都是晒干了放在罐子里的，关键时刻才一显身手。

方法：将鸡内金炒焦了，然后加点山楂，一起煎成水喝。若治食积不化、腹胀腹痛，还可与山楂、麦芽、青皮等同时煎水服用。

川贝：止咳嗽

感冒、咳嗽是每个孩子都逃不过的常见病，方爸爸告诉我们，小孩都是纯阳之体，最宜清凉。对于孩子的呼吸系统疾病，方爸爸主张多用清凉的药，少用温燥的药。川贝润肺止咳、化痰平喘、清热，如果孩子咳嗽有黏痰，用点儿川贝最适合不过了。

方法：把梨切片，川贝研成粉末，放在水里一起煮30分钟左右即可。还可在梨上挖一个小孔，装上少许川贝蒸食，效果一样。因为梨也有清凉功效，且口味清甜，非常适合孩子咳嗽时吃。

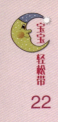

乌梅：解暑热

小朋友一般都喜欢喝甜甜的饮料，皮皮当然也不例外。"外面那些饮料几乎是不进我们家门的，一则喝太多甜的不好，容易上火，二则很多饮料里面都添加了色素、防腐剂。"方爸爸自己给皮皮做乌梅冰糖饮，酸甜适口，解暑消渴。对胃肠不适、容易恶心呕吐的小朋友，还能起到生津止吐的作用。而且现代药理研究，乌梅还有抗菌作用。

> 方法：乌梅 6～12 克，冰糖 15 克。先将乌梅洗净，然后放入锅中加适量水煎煮，煮沸后 10 分钟加入冰糖，再煮 20 分钟，糖化后，即成。

还有哪些中药适合宝宝？

陈皮：泡水喝，能够解除小儿脾湿气滞、不思饮食、呕吐、呃逆等症。

山药片：可以熬粥、煲汤，能补脾养胃、生津益肺、补肾填津，对于尿频、肺虚干咳、消瘦乏力、食少便溏的小朋友非常适用。

石榴皮：晒干后泡水喝，能够治疗久治不愈型的小儿腹泻。

麦冬：味甘、微苦、性微寒，有润肺止咳、益胃清心等作用，还含有葡萄糖、果糖、维生素 A 等成分。可用于夏日小儿上火、睡眠差、易惊醒等症。

温馨提示：方爸爸推荐的这些中药，单味的可以直接从药店里购买，现买现用，以保持药材的新鲜度。中药购回后，可以用清水冲洗掉表面的浮尘。如果是口服中药，最好用砂锅煎煮，千万别用铁锅，以免药性发生变化，甚至引发中毒。

（《健康时报》特约记者　徐尤佳）

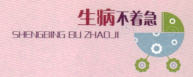

没事儿
常背背宝宝

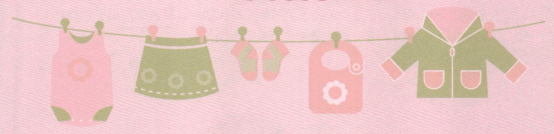

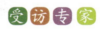

受访专家

湖南省儿童医院骨科　朱光辉

　　平均1000个小宝宝里，就有1个会得发育性髋脱位，发病率不算低。专家比较后发现一个很有意思的现象，我国南方宝宝的患病率明显低于北方的，汉族小宝宝比朝鲜族小宝宝更爱发生髋脱位。

　　再细一琢磨，道理就显而易见了，朝鲜族家长和南方家长，都喜欢背着小宝宝干活，要么是用背带，要么是用"背背兜"，总之，当小宝宝趴在大人后背上时，双下肢自然弯曲，髋关节呈屈曲位外展，而这种天然的姿势，是维持髋关节稳定的最佳状态。北方就不同了，因为天气寒冷，大人们喜欢将婴儿的双腿弄直并拢在包裹里，形成"蜡烛包"。这种包裹方法，由于髋关节囊松弛，加重了不稳定性，容易导致发育性髋脱位。

所以，我们对于确诊为发育性髋关节脱位的小宝宝，除了治疗外，还建议家长回家多用"背背兜"来背孩子。

除了不正确的养育方式外，这种病也有解剖学上的发病原因，平时需要家长仔细观察，如果发现以下症状，应该及时带孩子上医院检查。

孩子的臀部、腹股沟、大腿内侧和关节后面的皮肤皱褶不对称；孩子的双下肢的活动不对称，如一侧肢体活动比较少；双大腿外观不对称，长短不一或粗细不等；活动大腿关节时有弹响声。

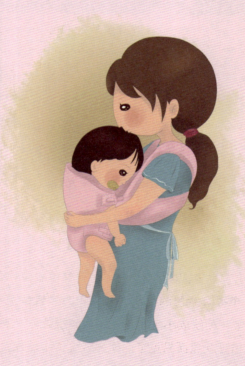

经验总结

尿布不要叠得太窄：一定宽度的尿布能使婴儿双腿呈自然的姿势，大腿骨顶端挂在关节臼上，双腿在蹬踢运动中，髋关节就会顺利发育。尿布过窄和有意伸直双腿，可能因硬性固定孩子的腿而造成其髋关节脱位。

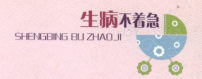
儿童用药：
美国医生的 3 句忠告

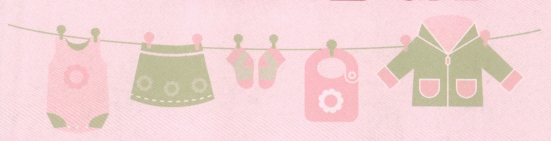

　　和中国儿童用药"三素一汤"（抗生素、激素、维生素、吊瓶）的现状类似，美国儿童用药也如此，尤其是滥用抗生素。在 2010 儿童安全用药国际论坛上，美国食品药品监督管理局专家委员会的诺特蒙教授给出了儿童用药 3 句忠告：

1. 不得不用药时才用　"是药三分毒"在美国也适用，错用、滥用药物肯定是最危险的。低于 38℃ 的小儿感冒发烧，不主张喂退热药。

2. 吃药前看清说明书　非处方药也不代表安全，如果不注意用药禁忌，也是非常危险的，非处方药要看清适应症、注意事项和用药禁忌、用药方法。

3. 用药不可交流经验　患儿家长都会互相交流，互相推荐用什么药对孩子的病很管用，这样很不安全。每个孩子情况不一样，比如细菌性感冒和病毒性感冒的用药肯定不一样，用错就会适得其反。

（王志胜）

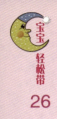

搽点凡士林，
预防甲沟炎

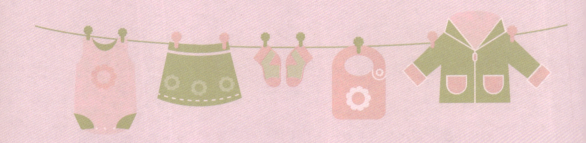

　　小儿手指脚趾受伤可大可小，比如下面这个例子，就有点出乎家长的意料。

　　1岁的邦邦前不久在游戏中被门夹了一下手指，当时指甲旁只划破了一点皮，也没出血，家长没有过多在意。第二天，妈妈发现邦邦的手指肿大了很多。于是赶紧带孩子到了医院，医生检查发现邦邦手指形成了脓肿，诊断为甲沟炎。

　　医生说这是因局部轻微损伤引起指甲周围组织的化脓性感染，需要行切开引流术排除脓液，伤口每天换药及采用抗生素等治疗。如果不及时处理，感染没有控制住就容易引发指骨骨髓炎。

　　所以，对于宝宝的小手小脚，家长应注意：指甲不宜剪得过短，更不能用手拔倒刺。洗手后搽点凡士林可增强甲沟周围皮肤的抗病能力。有微小损伤时可涂擦2%的碘酒。如小手指被门夹伤后肿痛明显、不能弯曲，应及时去医院排除骨折。

（湖南省儿童医院急诊外科　昌欢迎）

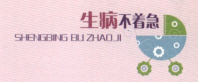
儿童小药
一三五七

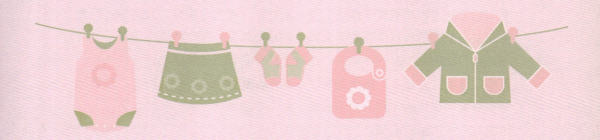

 家有小儿，常备小药

一捻金　缓腹胀，治便秘

成分：炙大黄、槟榔衣、人参、炒牵牛子、朱砂。

功效：一捻金中的炙大黄和炒牵牛子有增进肠道蠕动、调中化食、安和五脏等作用，大黄和槟榔中还含有抗菌作用的成分，牵牛子和槟榔都具有驱虫的功效，对蛔虫、绦虫和蛲虫有麻痹作用。所以，其功效可以总结为消积化滞、除胀通便、化痰平喘。需要注意的是，尽管其中包含有泻下作用的大黄和牵牛子，但牵牛子为炒剂，再加上其中有人参的调和，所以这个方子还算比较温和，被归入非处方药。

用法：将几种成分粉碎成细末后服用。

注意：一捻金的成分中有不少"猛烈之品"，所以不宜多服。服药期间不能吃生冷、油腻和腥膻的食品。

焦三仙　助消化，增食欲

成分：焦麦芽、焦山楂、焦神曲。

功效：这个方子里的三味药，都有助消化、健脾胃的功效，比如焦麦芽，能治食积不消、脘腹胀满、食欲不振、呕吐泄泻等。大家更熟悉的山楂，专门对付吃肉或油腻的东西多而引起的肚胀、嗳气、腹痛、腹泻等。而焦神曲是由全麦粉和其他药物（青蒿、苍耳、辣蓼、杏仁、赤小豆等）混合后发酵而成的加工品，要知道，凡是发酵之品都有健脾胃助消化的作用。另外你可能注意到了，这里面的三味药，都是带着个"焦"帽子，目的也是加强健脾和胃的作用。简单而言，此方主治消化不良、不思饮食。

用法：三味药用水煎服。

注意：饭后 1 小时服用，切忌空腹吃。

五积散　止咳嗽，抑细菌

成分：麻黄、肉桂、白芷、干姜、厚朴、桔梗、陈皮、半夏、炒枳壳、当归、

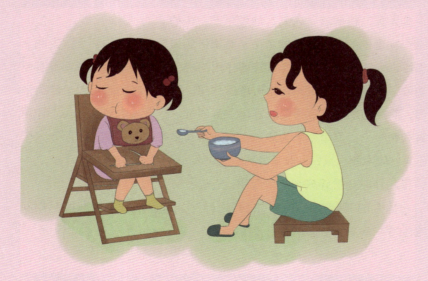

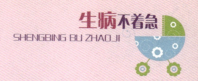

川芎、茯苓、白芍、苍术、炙甘草。

功效：五积散主治脾胃宿冷或外感风寒、内伤生冷、头目昏痛、不思饮食等。其中半夏有明显的镇咳作用，陈皮中的成分能够使痰液变稀而起到祛痰作用，肉桂中的桂皮醛及桂皮酸钠和芍药中的芍药甙都有解热作用。而白芷、白芍、肉桂等对细菌也有一定的抑制作用，其他还有健胃的成分。总的来说，这个方子具有散寒积、食积、气积、血积、痰积之功效，这也是"五积散"名称的由来。

用法：水丸剂，空腹时温开水送服。

注意：避免感受风寒，忌食油腻、生冷之物。

七珍丹　消积食，镇受惊

成分：雄黄、天麻、天竺黄、全蝎、僵蚕、清半夏、钩藤、桔梗、黄芩、巴豆霜、胆南星、蝉蜕、蟾酥、沉香、水牛角浓缩粉、羚羊角、人工牛黄、麝香、朱砂。

功效：主要治疗小儿乳食停滞、大便不通、感冒发热、惊风抽搐、痰涎壅盛，能够消积导滞、通便泻火、镇惊退热、化痰息风。

用法：包衣水丸，可以用白开水或糖水送服，或者放入食物中同吃，空腹服最好。

注意：七珍丹因其药性强烈，并且含有泻下药的成分，所以归入处方药，必须严格在医师指导下服用。像麝香、蟾酥、羚羊角容易引起过敏反应，巴豆、朱砂、雄黄都属于毒性药物，因此要注意用量不宜过大，用药时间不能过长。

（湖南省儿童医院　罗伟）

宝宝惊厥了

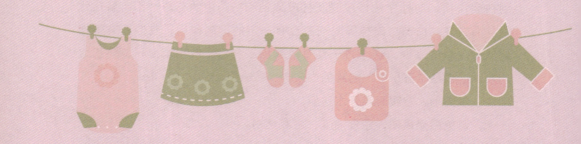

受访专家

东南大学附属中大医院儿科主任　唐洪丽

半夜突发高烧

　　凌晨3点多，听到儿子牛牛哼哼唧唧，抱着他发现身子怎么那么烫呢？量了量体温，38℃多，赶紧物理降温。

　　早上，我去医院上班，中午婆婆带儿子来了医院，说在家里服了退烧药，可没过几个小时，温度又上来了。医生做了检查后判断应该还是病毒性感冒引起的高烧，让我们回去后继续服用退烧药就可以了。婆婆不高兴："来医院就是退烧的，挂水、输液都不搞，就打发我们走了。"

　　事后回想：婆婆的想法可以理解，但退烧是有个过程的，对于病毒性的感冒，输液并不解决问题。

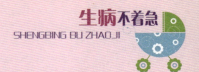

第二天上午，牛牛的体温 37℃ 多，婆婆高兴地给我打电话，正上班的我像吃了一颗定心丸。可下午 4 点，婆婆又来电话："体温又上来了，要不要再去医院？"我说："来了医院不还是开开药啊，看看情况再说吧！"也许就是我的大意，老天狠狠地惩罚了我。

> 事后回想：如果孩子再次发烧，并不一定要到医院，但如果体温超过 38.5℃，应继续服用退烧药及物理降温，而不是静观其变，这是我现在最后悔的。

遭遇高热惊厥

吃完晚饭，婆婆哄牛牛睡觉，没几分钟，可怕的一幕出现了，牛牛的眼睛开始往上翻，牙齿紧闭，手脚一个劲地抽，身上就像个小火球一样烫。我吓傻了，怎么喊他都没有反应。婆婆拼命掐牛牛人中，我急忙打电话给儿科唐洪丽主任，她安慰我："别慌，应该是高热惊厥。宝宝上下牙齿是不是咬得比较紧，紧的话就找一个勺子裹上纱布将其撬开，灌点退烧药进去，如果孩子缓过来了，多喝水，然后赶紧送医院！"

我照做后牛牛很快舒缓过来，然后我又急忙带着牛牛赶到了医院。儿科医生看后告诉我别担心，现在孩子没什么大问题，可以回家了。我不愿意：如果回去再次惊厥怎么办？无论如何，我要让牛牛的烧快点退下来。当时自己有点急功近利了，可是我真的很怕，一个劲地请医生给儿子输液，结果两小瓶水挂完，牛牛的体温还是那么高，39.8℃。最后还是一针退烧针解决了问题。我像是也经历了一场生死。

> 事后回想：即使平时我常写文章劝告读者不要乱用抗生素，但慌乱情况下还是做出错误决定。建议家长平时多了解些医疗知识，警惕出现的意外情况。经历过才知道，遇到这样的事情，所有的人都是手忙脚乱。家长还是要冷静下来多和医生沟通。

家中常备三物

　　听很多朋友说，他们孩子烧到 40℃最多就是食欲差，也没有惊厥，医生说每个孩子是不一样的。现在，我最担心的是牛牛感冒发烧，前两天体温有一点点高，把我紧张死了，急忙给他物理降温，贴上退热贴，还不停地擦浴、洗澡，再就是给他多喝热水，很快体温就正常了。

　　事后回想：有惊厥史的宝宝容易反复，体温只要超过 38℃就要吃退烧药，家中要常备退烧药、防惊厥药、压舌板。5 岁前是发烧高发年龄段，天气炎热也会加剧体温上升，要格外注意。

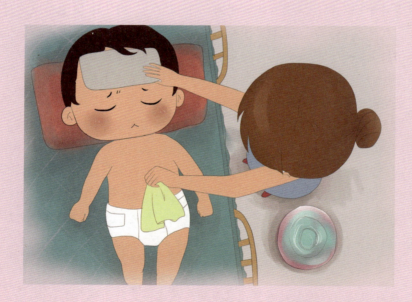

（《健康时报》特约记者　崔玉艳）

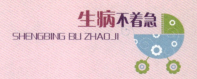
孩子出现这些症状不用急

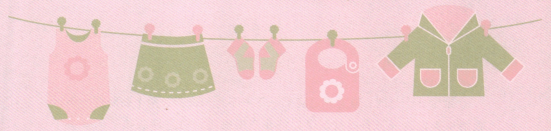

受访专家

武警总医院儿科医生　孙岩峰

鼓肚子

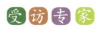

宝宝两个月时，肚子鼓鼓的，比胸脯还要高，把我吓了一跳，怕是吃多了。后来听老人说，别的孩子也这样，随着年龄的增长，会渐渐变得平坦。因为宝宝肚子小却要容纳和成人同样多的内脏器官，所以，肚子常常会看起来鼓鼓的像个"小皮球"似的。

宝宝的腹壁肌肉尚未发育成熟，在腹肌没有足够力量承担内脏重量的情况下，腹部会显得比较突出，特别是宝宝被抱着的时候，腹部会显得突出下垂。此外，小宝宝身体前后是圆形的，不像大人那样略呈扁平状，这也是让肚子看起来胀鼓鼓的原因之一。

以下情况需要去医院：

　　腹胀合并呕吐、食欲不振、体重减轻、排气排便不畅，甚至有发烧、便血症状；肚子胀鼓有绷紧感；呼吸急促；腹部能摸到类似肿块的东西。

打激灵

　　宝宝 3 个月时，睡觉总是突然一下一下地打激灵，两个胳膊挥一下，眼睛也突然睁开，有时就醒了，把我吓得够呛，总是埋怨孩子的爸爸干什么事都那么大声，肯定是把孩子吓着了。后来其他妈妈告诉我，她们的宝宝也是这样的。

　　婴儿从出生到 3 个月的时期称为听性反射期，表现为当突然听到 60 分贝以上的声音时会出现全身抖动，两手握拳，前臂迅速屈曲或皱眉头、眨眼、睁眼等，这在医学上称为惊吓反射。有家长以为是孩子特别害怕关门，因为听到关门声，就会全身抖动或两手握拳，其实这是婴儿在发育过程中的正常反应。

　　有时孩子高烧也会引起打激灵，这时候要赶紧对症治疗。宝宝惊吓反射通常到 4 个月后消失，超过 4 个月若睡觉时还打激灵就需要去医院检查检查。

打嗝

　　有些宝宝从小就不能大笑，一笑就打嗝，一声接着一声，弄得大人心里很难受。曾经有一段时间，我常往医院的肠道门诊跑，生怕孩子是哪里发育不好，总想看看用什么药能让孩子不打嗝。后来听别人说，孩子大点就好了，结果发现真的是这样。

　　小儿的胃正处于发育阶段，形状平直，像一个两头开口的瓶子，进口为贲门，此处括约肌尚未发育完全，稍显松弛；出口为幽门，时常会出

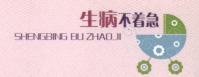

现痉挛，所以造成打嗝。新生儿打嗝多为良性自限性打嗝，喝点热水可能会自行好转。

如果孩子长期打嗝，或者几岁的儿童仍然频繁打嗝，就要考虑胃食管反流等胃病的可能性，需要到正规医院就诊，查明病因后再做治疗。

夜哭

真是应了俗语说的："我家有个夜哭郎，夜夜啼哭到天亮"。我家孩子小时候就爱哭，尤其是到晚上十一二点，不夸张地说真是号啕大哭，好像谁欺负她了似的，每天都得哭上个半小时才能慢慢入睡。有时候睡到半夜还会突然一声凄厉的哭声，弄得我头皮一紧。在网上寻求答案，很多妈妈都有和我类似的经历，有的人说没事，有的人却说可能是缺钙。

婴儿夜哭的原因有很多，比如睡前过度兴奋或紧张、生活环境变化，如出门、睡不定时、搬新屋、来陌生人，或者睡眠条件不好引起不适等，也可能是缺钙的表现。但是如果单凭夜哭一项就确定孩子缺钙，那就太片面了。

如果孩子在夜哭的同时还伴有出牙晚、前囟口闭合延迟、方颅、肋骨外翻等现象中的一项或几项，可以考虑孩子是否缺钙，这时需要到正规医院就医。如果孩子长时间夜哭还伴有发烧等其他症状，也应及时请大夫检查诊治。

（《健康时报》特约记者 崔 佳）

两三岁，吃饭挑挑拣拣

2～3岁以后的小儿，随着牙齿及消化系统的不断发育，食谱范围逐渐增宽，也就是在这个时候，家长开始发现，孩子有挑食的苗头了。其实也正常，因为许多东西没吃过或过于习惯某一种食物，宝宝们刚开始接触时总会感到不适应而挑挑拣拣。

这时候，家长若是不理解，赶紧给牛奶或饼干、零食等让他吃饱，就坏事了。正确的做法应该是鼓励孩子尝试新食物或者想办法用模具把饭菜做成小太阳、小花朵等吸引孩子进食。

吃饭看电视、边吃边玩、追着喂食等，会使孩子的脾胃功能不和谐，造成消化功能紊乱。对此除纠正不良的饮食习惯之外，北京儿童医院主任医师史学推荐了四大宝宝厌食食疗方。

山楂、谷芽、麦芽：均有健脾、消食、益胃的作用。常选用炒麦芽和炒谷芽、炒山楂配合炒神曲（中药店有售）各6克，水煎服。

鸡内金（鸡胗的内膜）：众人皆知的健脾消食之品。可用本品研末后服用，每次3～6克，也可与山楂、麦芽煎水服用。

山药：直接蒸煮。

薏仁米：功效利湿健脾兼清热排脓，对于脾胃虚弱、食欲不振及腹泻的小儿有一定帮助，可与大米同煮粥食用。

（《健康时报》特约记者　侯晓菊）

不动声色赶走小臭臭

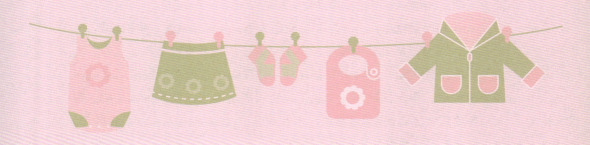

宝宝中心顾问团、美国儿科医生　戴维·杰勒

妈妈总爱把宝宝唤作"臭宝宝""臭小子"，那绝对是一种昵称，可冷不丁地，当你脱下宝宝的袜子，或者早上亲亲被窝里露出的小脑袋时，还真能闻到一股很"成熟"的异味。

没错，健康的孩子有时也会有脚臭和口臭！

先提醒家长，要不动声色地帮孩子驱除这些"小臭臭"，别因为你的大惊小怪而让孩子在意异味从而自卑。

引起孩子口臭的原因有不少，包括：

口腔不卫生。正常细菌在处理存在于牙缝、舌头或扁桃体的食物残渣时，会造成口臭。

嘴干。如果孩子用嘴呼吸（比如鼻子不通气时），嘴里的细菌就会无拘无束地滋生。

吸吮。安抚奶嘴可能会因为反复接触孩子唾液和口腔细菌而有味。

疾病或过敏。鼻窦感染、扁桃腺炎甚至季节性过敏都会引起口臭。

大多数情况下，保持良好的口腔卫生就可以消除宝宝口臭。监督孩子坚持刷牙并定期去看牙医。如果孩子的牙齿没问题但还是有口臭，就要去医院了，特别要提防鼻内异物引起的口臭。

如果孩子爱吮手指，一定要让他勤洗手，并经常清洗宝宝的玩具。

相对而言，脚臭就简单了，不少小孩子的脚都有很强烈的气味，因为他们非常爱活动，经常全身都是汗。你要做的就是等他玩够了进到暖和的房间后，帮他把鞋和袜子脱了，让双脚透透气。夏天可以赤脚。每天都要给宝宝洗脚，还得经常洗洗宝宝的鞋子，洗衣粉中可以加点发酵粉，也可以在鞋子里撒点儿滑石粉去除异味。

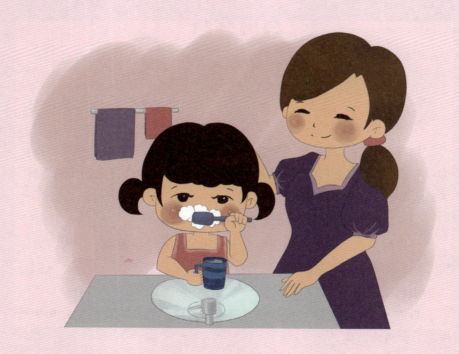

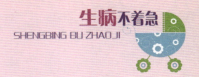
家中要备
薄荷油

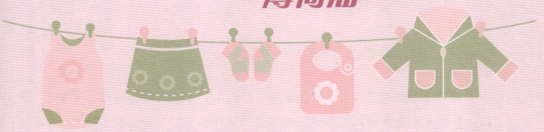

受访专家

北京大学第一医院 南亚华

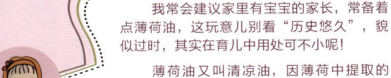

　　我常会建议家里有宝宝的家长，常备着点薄荷油，这玩意儿别看"历史悠久"，貌似过时，其实在育儿中用处可不小呢！

　　薄荷油又叫清凉油，因薄荷中提取的80% 薄荷醇是清凉油的主要成分。薄荷油的主要功能是疏风清热，内服外擦都可。

缓解腹胀

　　3 个月龄内的宝宝晚间好出现腹胀及肠痉挛等症状。如果排除疾病所致的原因外，可擦抹婴儿薄荷油，抑制胃肠平滑肌收缩，对抗乙酸胆碱而呈现解痉作用。前几个月，我亲身经历了小孙子遭遇肠痉挛的痛苦，我用过两次，还是有效果的。方法是取婴儿薄荷油少许轻涂在宝宝脐部周围，用手轻轻按摩 5~10 分钟，使之渗透到深部，宝宝会随之放屁将胀气排出而缓解腹胀腹痛并停止哭泣。

预防鼻出血

鼻出血多发生于 4~10 岁的儿童。引起小儿鼻出血的原因是多方面的，有鼻子本身的原因，如鼻腔内发炎、鼻外伤引起血管破裂，特别是各种原因引起的鼻黏膜干燥，使黏膜上的血管特别脆弱引起出血。还有身体方面的原因。小儿鼻出血时，需要及时到医院检查，对于冬春季气候干燥引起的宝宝鼻黏膜出血，经常涂抹薄荷油不但可以治疗鼻出血，对预防也有效果。市场上销售的复方薄荷油因内含有维生素 A 和维生素 D，不但可以起到鼻腔的杀菌及清洁、护理、润滑作用并保护鼻黏膜，还有利于鼻腔上皮细胞修复，刺激鼻黏膜细胞再生，促进受损鼻黏膜愈合。

小提示：

妈妈要特别注意涂抹薄荷油后，应该马上洗手，以免弄到宝宝眼睛处。

小儿只能用单纯的薄荷油滴鼻剂，不能用成人滴鼻药，因为滴鼻药有强烈的血管收缩作用，不适宜婴幼儿使用。

宝宝如发生肠套叠，擦抹薄荷油后不会缓解，应及时到医院诊治。

薄荷油对妈妈也管用，用湿布热敷能治疗产后腹胀。

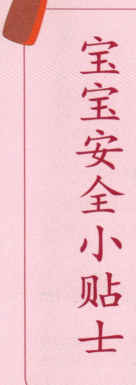

宝宝安全小贴士

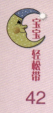

小手最怕 **3**个动作

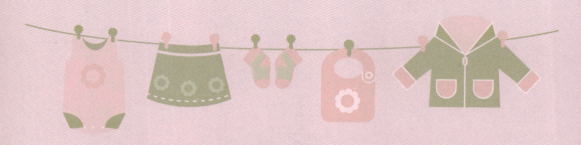

受访专家

广东省佛山市中医院手外科主任医师　高峻青
皮肤科副主任医师　罗文峰

孩子有事没事总爱玩弄自己胖胖的小手指头，或者模仿一些成年人的小动作，这通常没什么大问题，但有时也会让小手受伤。广东省佛山市中医院接收过一些因为玩手指玩出问题的小患者，家长们还是应该注意一下。

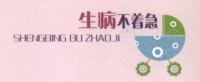
动作一：打响指

玩法：快速地捻动拇指和中指，"啪"的一声打出响亮的响指，酷酷的、帅帅的，很多小男生喜欢模仿。

危害：打响指用力不当，可能使手指的屈指肌腱受到损伤，形成"纽扣指"，要通过手术治疗才能恢复。

常挤压指关节，还可能导致滑膜囊和韧带发炎、水肿和粘连，卡住屈指肌腱引起指关节疾病，严重时只能通过手术消除炎症。

动作二：啃指头

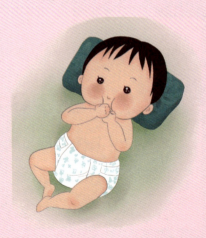

玩法：年幼的孩子特别喜欢啃手指头，有的甚至啃得伤痕累累。

危害：乱啃手指除了使娇嫩的皮肤粗糙增生外，还会使致病微生物和铅等有害元素进入儿童体内。家长首先要关注孩子是否有焦虑情绪，同时也要留意孩子的手指有无长倒刺、脱皮，平时注意让孩子多吃水果和蔬菜。

动作三：箍手指

玩法：安静的女孩喜欢拿橡皮筋或毛线缠在手指头上玩耍。

危害：橡皮筋缠得过紧，或者毛线缠得过密，即使大人也很难在短时间内帮助孩子的手指头解除"束缚"，发生这样的意外后，通常孩子并不一定感觉很痛，只是有点儿发麻发胀。但手指受缚时间过长，血供受阻，就有可能发生缺血性坏死。

（《健康时报》特约记者　禤影妍）

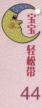
扑灭宝宝 5 把火

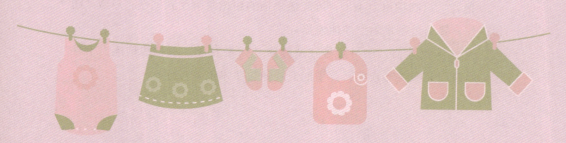

受访专家

医学博士、首都儿研所附属儿童医院中医科副主任医师　陈永辉

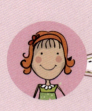

　　消防员是宝宝们非常喜欢扮演的角色之一。可一到秋冬季节天气干燥，孩子的身体很容易"火气腾腾"，这下，就需要聪明细致的妈妈们当仁不让地扮演一回消防员的角色了，帮宝宝扑灭心火、肺火、胃火、肝火、脾火这 5 把大火。

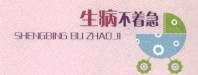
心有火： 主要表现在舌，舌尖发红、心烦意乱、多梦或睡不着觉、小便黄甚至有热辣刺痛感、口渴。

灭火小药： 导赤散。

肝有火： 肝开窍于目，因此肝有火主要表现在眼睛，出现眼干、眼痒，结膜炎、眼屎分泌多，脾气暴躁易冲动，总发脾气。

灭火小药： 龙胆泻肝汤。

脾有火： 主要表现在口舌，舌苔黄腻、口苦口干，口唇生疮，喜欢大量饮水。

灭火小药： 泻黄散。

胃有火： 主要表现在牙及牙龈，例如口臭、牙痛、牙龈红肿、牙根发炎。另外，还有大便干燥的表现。

灭火小药： 小儿化食丸。

肺有火： 主要表现在咳嗽、咽喉红肿疼痛、鼻子流黄鼻涕。

灭火小药： 泻白散。

注意事项： 以上中药必须在医生指导下根据具体情况辨证选择。

防患于未然

1. 保证宝宝每天至少喝3杯以上的水。

2. 保证宝宝睡眠充足，儿童睡眠时间稍长，一般为10个小时左右。人在睡眠中，各方面机能可以得到充分的修复和调整。

3. 培养良好的进食习惯，不挑食不偏食。

4. 在饮食方面，多给孩子吃一些绿色蔬菜，如卷心菜、菠菜、芹菜。蔬菜中的大量纤维素可以促进肠蠕动，使大便顺畅。可以多给宝宝吃苹果、西瓜、香蕉、芹菜等水果和蔬菜，全麦面包、玉米粥也要常吃，粗粮含有丰富的膳食纤维。

5. 平时注意控制孩子的零食，不购买或少给孩子吃易上火的食物，比如油炸食物、烧烤食物。少吃瓜子或花生及荔枝。尽量少喝甜度高的饮料。

6. 让宝宝养成良好的排便习惯。每日定时排便1～2次。肠道是人体排出糟粕的通道，肠道通畅有利于体内毒素的排出。

7. 根据天气变化及时增减衣物，避免受凉。注意不要给宝宝穿得过多，和大人一样或比大人多穿一件即可。

8. 家长不要想当然地给宝宝服用各种补品，以免燥热生火。

3大"灭火器"

绿豆 给孩子喝些绿豆汤或绿豆稀饭，绿豆性寒味甘，能清凉解毒、清热解烦，对脾气暴躁、心烦意乱的宝宝最为适宜。

水果 多让孩子吃些水果，特别是柚子、梨、荸荠等。

蔬菜 多吃些清火蔬菜，如白菜（清热除烦、利二便）、芹菜、莴笋、莲藕等。

（马海伟）

易引起宝宝上火的"易燃物"排行

1. 辛辣食物；

2. 油炸食物；

3. 热性水果；

4. 中药补品；

5. 某些肉类；

6. 过多冷饮。

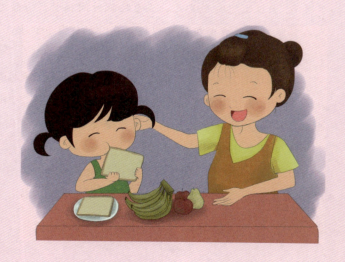

防止意外的 5S 原则

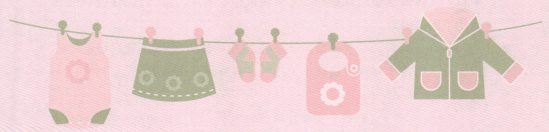

受访专家

中国疾病预防控制中心伤害预防专家　段蕾蕾

　　有了孩子，家长就开始有了操不完的心。孩子刚会爬的时候担心他从床上摔下来，刚会走的时候又害怕他到楼梯等危险的地方玩耍，之后还要把家中尖锐的东西、药瓶等统统藏起来……即便如此，全球儿童安全网络发布的《儿童家居用品安全专题调研报告》显示，61.2%的儿童意外伤害还是发生在家中。

　　其中，跌倒或坠落占25%，烧烫伤及触电占16.7%，割伤占9%，中毒占2.6%。发生在家中的伤害占儿童伤害发生率的一半以上，但这些伤害并非不可预防，关键是家长或是幼儿园的老师要有防护意识，尤其是要从儿童的角度出发检查家居用品的布置和摆放。

　　全球儿童安全网络由全球伤害专家总结得出了家居用品安全检查5S原则，帮助家长打造一个对宝宝来说安全的居家环境。

See（看）：除了把危险的刀具藏起来外，其实更积极的做法是家长要告诉适龄的孩子这些危险用品的正确用法。大人当然知道拿起刀来要刀口朝下使用。但小宝宝们无法知道刀的哪个部位对他们来说最危险。所以，父母要学着用儿童的眼光审视家中的物品，想一想物品会不会被孩子不当使用。

Strings（绳带）：不要给孩子超过22厘米长的绳子，不管是粗还是细。因为孩子很喜欢把绳子绕在手上甩，这样很可能甩到脖子上，再绕上好几圈。

Size（尺寸）：孩子喜欢用嘴探索世界，过小的物品很容易被放入口中而导致窒息，所以越是小的孩子，家长们要给予越大的物品。

Surface（表面）：一些棱角尖锐、边缘粗糙的家居用品表面容易引发伤害，因此应尽量确保物品表面平滑柔软。

Standard（标准）：购买家居用品时，家长们应仔细检查与儿童用品相关的安全标准以及有无经过验证的安全标志。

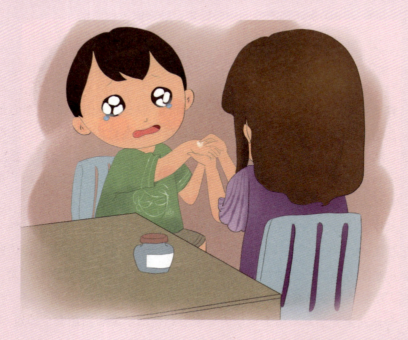

（《健康时报》记者　白轶南）

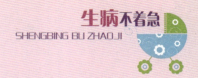

体温表断了 怎么办？

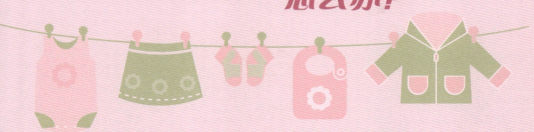

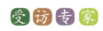

受 访 专 家

湖南省儿童医院　肖冬梅

　　测量小儿体温时可能发生意外，家长要冷静处理。

　　如口腔表咬断，无水银吐出，检查口腔也未发现水银，说明水银已吞入胃中。此时应立即给宝宝服豆浆、牛奶或蛋清，让蛋白质与水银结合而不易被人体吸收。服用量为250~500毫升，或用一两只鸡蛋清，用筷子甩打到发泡后内服。如只有玻璃屑残留在口腔内，要细心地将其钳出，用冷开水漱口，涂上龙胆紫。

　　如肛表断裂，断端的玻璃面常因露在肛门外而引起肛周黏膜损伤出血。要轻轻将另一半肛表取出，然后用手指分开肛门，检查肛周，清除玻璃屑，在损伤部位涂上红药水。如肛表插入前是完整的，拔出后才发现肛表头上的玻璃破损了，应将宝宝送医院检查。如果是肛表全部进入直肠，可让小儿坐在便盆上大便，肛表会自然排出。

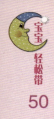
堆完雪人，
用雪搓搓手

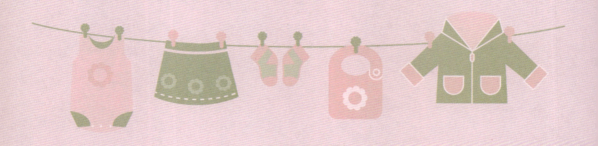

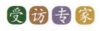

受访专家

江西省儿童医院副主任医师　林 敏

江西省儿童医院　徐 旋

玩起雪来，孩子们都不怕冷。但在雪中玩耍有 3 点要注意：

不要马上烘手

堆雪人、打雪仗等户外活动虽能增强孩子的体质，提高抵御寒冷的能力，但儿童玩雪时经常不注意保护双手，长久在雪地里玩耍，易引发冻疮。家长应避免儿童过长时间玩雪，且玩雪后不能马上烤火，可用积雪揉搓双手，待自然发热后用温水洗净。

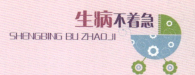

不能随便吃雪

家长还需提醒孩子，玩雪时不能吃雪，雪里含有烟尘、病毒、细菌等有害物质，而这些病毒、细菌耐寒力很强，对身体是有害的。

不用手揉眼睛

在雪地里做游戏还应提醒孩子预防雪盲。雪盲是因积雪把阳光中大量的紫外线反射到眼部引起的，往往是长时间在雪地里玩耍所致。其症状为：眼睑红肿、结膜充血水肿、有剧烈的异物感和疼痛、怕光、流泪和睁不开眼。发生雪盲切忌用手揉眼，可用氯霉素眼药水滴眼以防感染，症状严重时应去医院检查治疗。

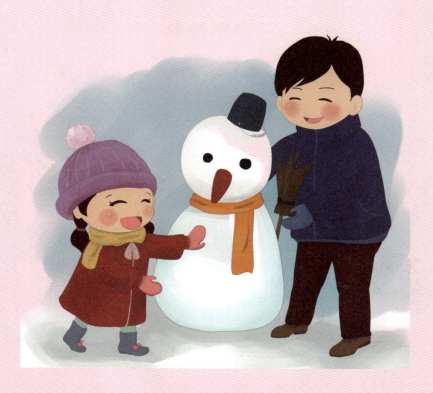

宝宝遭遇"八月危机"

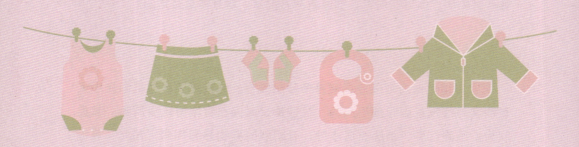

 受 访 专 家

武警总医院儿科医生、小儿肿瘤专业硕士　孙岩峰

　　宝宝到了 8 个月大，会突然莫名出现很多毛病，先是黏人，像个树袋熊一样整天挂在妈妈脖子上，紧接着就是毫无来由地拉肚子，又或者给你猝不及防地来一次幼儿急疹……过了最初几个月的"蜜月期"，从这一个月开始，新手父母们开始领教了孩子生病时的那种身心俱疲，有人称这段日子叫作宝宝的"八月危机"。

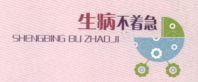
危机一：幼儿急疹

为何在 8 个月大时出现幼儿急疹？婴儿在 8 个月以后从母体获得的免疫力已基本消失。没有发热病史的婴儿，到 8 个月如果出现 38℃以上的高热，首先应该考虑的是幼儿急疹。半数以上的婴儿在出生后 6 个月至 1 周岁半期间会出现幼儿急疹，而 8 个月时尤其多。

幼儿急疹也叫烧疹或玫瑰疹，是由病毒感染引起的突发性皮疹，一年四季都可能发生，春、秋两季较为普遍。其最显著的特点是：发病初期只是持续发热 3 天，婴儿气色不佳且没有精神，量体温为 38～39℃。有时出现轻咳、流少量清涕等症状。然后在第 4 天退烧以后开始出疹。在发热的头 3 天里，婴儿的症状与感冒、睡觉着凉、扁桃体炎是完全一样的。只有到退热后疹子出来，才能最后确诊。退热后，婴儿的胸部、背部会出现像被蚊子叮了似的小红疹子。幼儿急疹一般在退热以后才会出疹。完全恢复要在第 5 天或第 6 天，随着热退疹出，婴儿出疹逐渐变少，精神也会恢复，并逐渐痊愈。

应对方法：温水擦身来降温。

千万不能慌，退烧＋护理是唯一的好办法。让孩子多休息，室内保持安静和空气新鲜，被子不要盖得太厚。经常给孩子擦汗以免着凉，保持皮肤清洁。多给孩子喝开水或果汁，以利于出汗和排尿，促进毒物排出。宜吃流质或半流质饮食。可用温水或 37% 的酒精为孩子擦身降温，当体温超过 38.5℃时，可服用退烧药控制体温。

危机二：腹泻

为何在 8 个月大时出现腹泻？小于 6 个月的小婴儿，由于体内有母亲的抗体保护，不易患腹泻，但到 6~8 个月，尤其是进入秋冬季节，随着孩子辅食添加量的逐渐增加，室外活动也更加增多，很容易因病毒感染引起腹泻。

一般患儿感染病毒后1~3天发病，病初几乎都有呕吐，持续2~3天。多数患儿有发热现象，体温多为38~40℃，持续1~4天。病后两天出现腹泻，病程3~4天为极期，大便每日10次左右，水样便或蛋花样便，呈绿色或乳白色，可有少量黏液，无脓血，无腥臭味，腹泻多在病后4~7天自愈。

应对方法：不能断母乳。
及时补充水分，多饮淡盐水或口服补液盐。有的老人会劝妈妈说，孩子腹泻说明这时该断奶了，事实上，越是在孩子腹泻期间越要提倡母乳喂养，母乳是无菌的，污染机会极少。人工喂养的宝宝，腹泻期间可以喝稀米汤或稀释牛奶，逐渐恢复后改为正常饮食。

照看者的洗手习惯很重要，必须用肥皂与清水清洗。保持室内通风，及时处理宝宝的排泄物。每次患儿大便后要用柔软的棉布蘸着温水轻轻清洗臀部，保持臀部干爽。婴幼儿腹泻如果3天不见好转或出现以下症状时必须尽快就医：

1. 水样大便次数或量增多，腹泻每天超过8次，或量比平时多出两三倍，或排出的全是水，且呈喷射状；

2. 患儿频繁呕吐，或不愿喝水；

3. 体温超过38.4℃；

4. 大便带血。

危机三：黏人

为何在8个月大时幼儿黏人？8个月大的小婴儿，心理上有一个显著特点就是出现了第一次的"分离焦虑"，这是由孩子的生长发育特点决定的。

在孩子踏入人生不到一年的时间内，种种急切的需求——食物、外

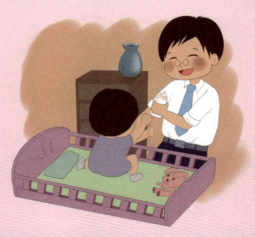

界刺激、更换尿布等，促使他们与母亲建立了一种关系，这种关系被心理学家称为依附。孩子6~8个月时，这些世界上最无助的小生命将会更依附于照顾他们的人，希望照顾者更喜欢他们。此时通常表现为婴儿对母亲的强烈依附感，不喜欢陌生人，时常黏着母亲，关注母亲是否在身边，向母亲寻求安慰。

应对方法：由爸爸充当第三者。

应对8个月婴儿的这种依附情绪，最好的办法就是增加他们和父亲的接触。从出生开始陪伴婴儿的多半是母亲，但并不表明孩子不懂得区分成人。恰恰相反，孩子在6周甚至3周时就可分辨出父亲和母亲。母亲陪伴时较为安静，父亲出现时则比较激动和兴奋。有研究显示，父亲积极参与照顾的孩子在父母分开时或遇上陌生人时哭得较少。并且父亲帮助照料的孩子较少有暴力倾向，智商指数较高，不易冲动，社会适应能力较强，所有心理健康指数都比较高。所以，要平稳过渡这个依附期，父亲要尽可能多地参与照顾孩子，多抱抱孩子，多和孩子玩，让孩子更多地从父亲身上得到责任、奉献、无私和爱。

（《健康时报》特约记者　崔　佳）

孩子的颜色病

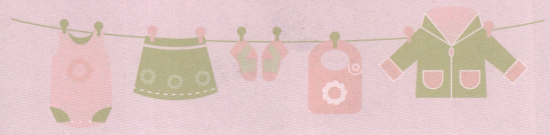

受访专家

东南大学附属中大医院儿科副主任医师　王 伟

江西省儿童医院内分泌科主任医师、副教授　杨 利

紫癜：不要吃味冲的菜

一般过敏性紫癜初期常有肚子疼、便血等症状，而且常常是一过性的，所以过敏性紫癜是很容易被误诊的。严重的过敏性紫癜可引发关节活动的受限，若不及时进行治疗，两周后还可能出现血尿等肝脏受损，从而引发紫癜性的肾炎。

过敏性紫癜发病没有明显的年龄界定，一般儿童发病较多，季节性也较为明显，发病原因不明，最为常见的是在发病之前有感染病史，尤其是病毒感染后自身免疫功能紊乱最容易发病。

春夏季节人们爱尝鲜，但像马兰头、春笋以及味道特别浓郁的那些野菜都不适合给过敏体质的宝宝吃，一旦吃了以后，孩子喊肚子疼或者出现喘、身上出疹子、关节肿痛等症状要立刻到医院就诊，防止病情加重。另外，在日常生活中，要特别注意预防孩子高烧，避开过敏原，内衣尽量穿全棉的。

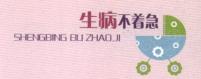
黄疸：观察膝盖下的颜色

正常新生儿出生后 2 ~ 3 天即有黄疸出现，4~6 天会达到高峰，脸上和身上都轻轻泛着黄色，大约一个星期就能自动消退。这属于生理性黄疸，家长大可不必担心。也有的宝宝黄疸很轻微，不仔细看都看不出来。

在胎龄 12 周时，羊水中已有胆红素。孩子出生后，新生儿必须自己处理血红蛋白的代谢产物，如未结合胆红素，随后就发生新生儿生理性黄疸。

如果 2 周后黄疸仍然不退，特别是孩子膝盖以下的皮肤还是黄色的，就要及时去医院检查。另外，如果新生儿黄疸很深且持续不退，还有嗜睡、吮奶无力、肌肉呈瘫痪状等神经症状，也要警惕血中的胆红素进入了大脑，与脑组织结合，严重损伤脑神经。若孩子一出生即有黄疸，口唇黏膜却很苍白，呼吸心跳都很急促，这是由于母子血液不合引起的新生儿溶血症，需要急救。

黑棘皮病：抽查小胖墩的脖子

有些胖宝宝脖子、腋下、腹股沟、肘窝等易磨损部位，会有一些怎么也洗不掉的"黑泥"，他们可能得了黑棘皮病。这些皮肤不仅变黑，而且变得粗糙且增厚，家长常误以为是皮肤晒黑或没洗净。

肥胖儿游离脂肪酸增高，导致高胰岛素血症。出现血糖异常增高，需要 β 细胞分泌和释放更多的胰岛素，从而过度刺激棘层细胞和纤维细胞过度增长，产生黑棘皮。儿童黑棘皮病与肥胖、高胰岛素血症、胰岛素抵抗密切相关，是儿童 2 型糖尿病的前期病变。

如果本身孩子就比较胖，同时又有黑棘皮病的表现，家长应该及时带孩子去有小儿内分泌专科的医院就诊。平时饮食上要注意，控制热量，合理饮食，适当吃点粗粮。运动是必不可少的，如果能请医生制定个体化的运动方案则更有效果。同时，别忘了定期去小儿内分泌专科门诊随诊。

（《健康时报》特约记者　崔玉艳　徐　旋）

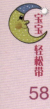

小儿孤独症的 **11** 个表现

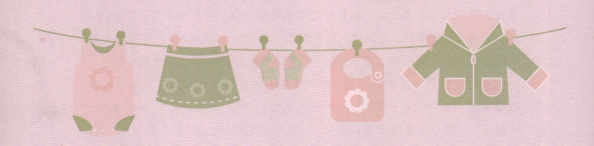

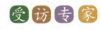
受访专家

火箭军总医院儿科主任　李 芳

　　小儿孤独症（自闭症）的发病率一般为 4/10000 ～ 15/10000 不等。这种病在 3 岁前就可察觉，典型症状为 4 个方面：人际交往障碍、情绪与行为异常、语言发育障碍、兴趣范围狭窄和行为刻板。具体而言，如发现孩子有以下 11 大症状，需高度警觉：

　　1. 叫孩子名字他没反应；

　　2. 总是喜欢独处；

　　3. 见人不笑；

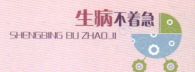

4. 不喜欢玩具；

5. 在某些方面特别早熟；

6. 对某些声音或物体出奇感兴趣；

7. 常常用脚尖走路；

8. 到 12 个月还没有手势如指点或挥别；

9. 到 12 个月还不会发声或无呀呀儿语；

10. 到 16 个月还不会说单字；

11. 到 24 个月还不会说两个字的词组。

　　小儿孤独症的最佳治疗时机应在 3 ～ 4 岁，因为这一阶段大脑的分化刚刚开始，许多功能还不完善，其可塑性是最大的。所以，在这个阶段治疗成功的概率最大，效果也最好。

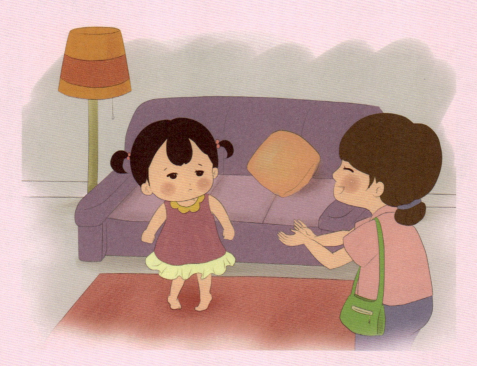

（《健康时报》特约记者　莫　鹏）

黄豆大的红薯
呛昏小宝宝

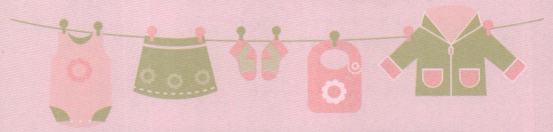

　　不到 2 岁的小船（化名）吃红薯粥时哭闹，把红薯呛进了气管，当时就陷入昏迷。经广州市妇儿医疗中心儿童医院院区多科联合急诊手术，在双侧支气管分别取出一粒黄豆大小的红薯块。第 2 天小船生命体征才平稳。

　　耳鼻喉科副主任医师钟建文提醒，5 岁以前的孩子，一定别给吃花生、瓜子、果冻等食物；嘴里含有食物时千万不能逗他笑或惹他哭；不要追着小孩喂食，也不要让小孩嘴里含着东西走路或玩耍。

　　万一出现小孩误呛异物卡喉或进入气管，家长可先行自救将异物排出，做法是：

　　1. 对婴幼儿，抢救者可把患儿俯卧放在抢救者的手臂上，另一只手五指并拢且拇指指腹与食指指腹紧贴，对着患儿的背部拍击；

　　2. 年龄较大的儿童可使其平躺在地上，抢救者双手重叠、掌心对着患儿的腹部（胸口与肚脐之间）快速向上推压，忌用力过猛；

　　3. 大龄儿童，可站在其背后，双手抱着患者的腰部，一手握拳，将拳的拇指一侧放在患者的腹部，另一只手抓住自己的拳头，快速向上推压患者的腹部，用力限于抢救者双手，不能用双臂加压。

　　如果异物已完全进入气管，表现为患儿剧烈咳嗽、气促后，呼吸趋于平顺，则上述方法不适用，应立即送医院。

（《健康时报》特约记者　马　军）

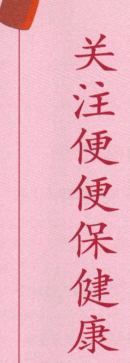

关注便便保健康

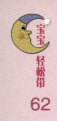
"吃完就拉法" 防便秘

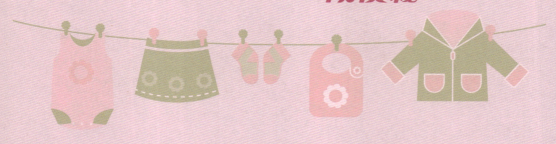

受访专家

西安交通大学医学院第二附属医院儿科　刘海燕

上门诊，隔三岔五我总能碰见一两个问孩子便秘问题的家长。

孩子便秘大部分属于功能性便秘，孩子肠道没有什么器质性问题，和正常孩子一样，但就是大便干燥，秘结不通，排便间隔时间大于两天以上。

有种排便训练作为矫正便秘的方法非常重要，然而很多家长都不知道。就是让孩子饭后立即试图排便，因为这个时候胃肠反射活跃。如果排便失败可以用灌肠剂或栓剂作为补救措施。研究表明，该方法可使相当一部分便秘儿童症状改善。

另外，孩子应该从 8~12 个月大时开始训练排便习惯，注意两点：

1. 定时排便，每天早晨起来坐坐便盆；

2. 限时排便，一般 5~10 分钟就可以，不要催促，也不要长期蹲坐，否则会引起脱肛或者加重便秘。

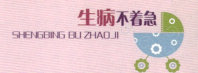

便秘，奶粉里加点糖

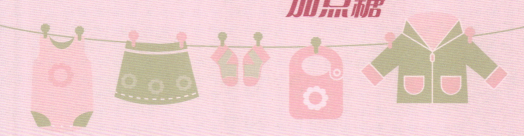

受访专家

南京市妇幼保健院副主任医师　陈玉林

　　吃母乳的婴儿发生便秘的情况比吃奶粉的孩子少。如果出现便秘，可在母乳喂养的同时加橘子汁或糖。奶粉喂养的婴儿发生便秘，可酌减奶粉总量，在奶粉内适当增加点糖的含量，还可以加菠萝汁、枣汁或白菜水，以刺激肠蠕动。因为奶粉中的乳糖含量不及母乳，因此，喝奶粉的婴儿肠腔内缺乏发酵物质，得不到充分的发酵，大便容易变得干燥。而母乳中的乳糖是乙型乳糖，能产生菌群，且母乳含有生化酶，有助于婴儿消化。

　　发生便秘的孩子，还可用如下几种简便方法：

　　1. 按摩法：右手四指并拢，在孩子的脐周按顺时针方向轻轻推揉按摩；

　　2. 肥皂条通便法：将肥皂削成铅笔粗细、3厘米多长的肥皂条，用水润湿后插入婴儿肛门，刺激肠壁引起排便；

　　3. 咸萝卜条通便法：将萝卜条削成铅笔粗细，用盐水浸泡后插入肛门；

　　4. 开塞露：小儿也可用开塞露，但不能形成习惯，只能偶尔为之。

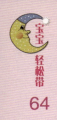
"大便干少"
用寒凉药

受访专家

河南省中医院儿科教授　侯江红

孩子大便干，家长就觉得该清火了，于是给孩子用一些祛火的药。这是一种想当然的做法。

板蓝根冲剂等药物多性味苦寒，非但不能缓解孩子便秘，反而会伤脾胃，影响到消化。

脾胃虚弱偏内寒的患儿，食欲尚可，但大便次数多、量大，食后即拉。这类患儿要养成喝热饮的习惯，不可过多食用酸奶，以免改变肠道酸碱平衡。可以多吃一些山药、芋头、南瓜、薏米，少吃油腻生冷之品，家庭用药可用参苓白术散、婴儿健脾散等中成药。

脾胃虚弱偏内热的患儿食欲不佳，大便干，此类患儿多因过多食用零食或过量饮用牛奶所致，要少吃干燥、油炸、辛辣食物，不过量喝牛奶，多吃南瓜、胡萝卜、海带等食物。家庭用药可选小儿化积口服液以达到清热消食的作用，或间断服用肥儿丸。

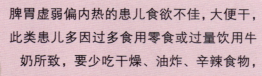

（《健康时报》特约记者　戴秀娟）

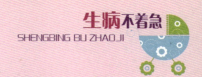
按按脐下，
便便自然来

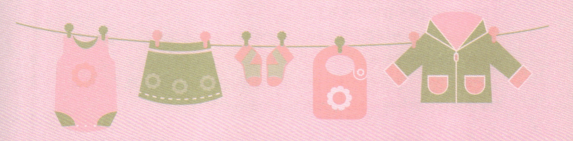

便，没什么所谓"正常"的次数和时间。你非得要求他晨起排便，每天一次，不硬不软，那太苛刻了！任何排便规律，只要对你的宝宝来说是正常的就可以。他可能每次吃完饭后都要排大便，也可能一两天或几天才排便一次。既然你那么关注他的排便，就应该知道，他吃了喝了什么东西、活动量有多大以及他消化食物和排出废物的速度，相对规律就行了。

家长越是重视，越能引起孩子对排便的反感情绪，仔细观察一下，你的宝宝有可能故意憋着大便呢，表现为在排便时身体发紧、弓起后背、脸色发红，但没有任何成果。这说明你的孩子对排便这件事也受你的影响而过于紧张了。

让我们放松心情，别总盯着时间、次数、规律与否这样的问题了，想点别的办法，比如：

用指尖轻柔而坚定地按压他肚脐下三横指处的部位，直到你感觉发硬或有硬块出现，再轻柔而持续地按压3分钟左右。

不要给孩子吃太多有凝结效果的食物，包括香蕉、煮过的胡萝卜或胡萝卜泥以及大量奶制品。

让他多吃全麦饼干、谷类，以及梅子、李子、杏、豌豆、青豆和西兰花之类的水果及蔬菜。

多喝水，也可以喝少量梅子汁或苹果汁。如果他每五六个小时有一次小便，就说明他的液体摄入量是充足的。

带着他一起走走、爬爬、跑跑。

在宝宝准备好之前，不要强迫他进行如厕训练。逼他用便盆，会让他害怕或者不满，并因此憋着大便。

鼓励孩子一有便意就去排便。如果他说一直都不想大便，尽量让他在早饭和晚饭后在马桶上待 5 ~ 10 分钟。

如果孩子大便又硬又干，把肛门口周围细嫩的皮肤都撑破了，可以给宝宝的这些部位抹点含芦荟的润肤液帮助伤口愈合。

（宝宝中心专业育儿网站供稿）

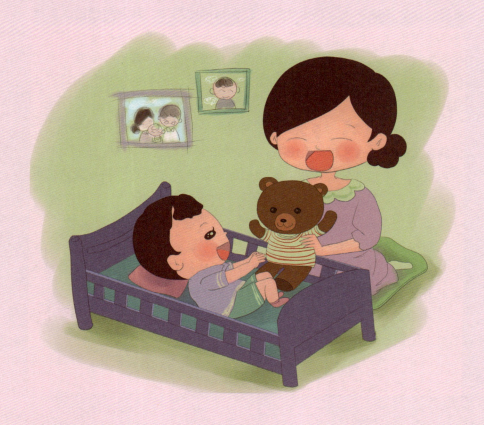

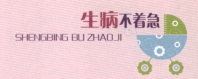

牙不好也是
便秘原因

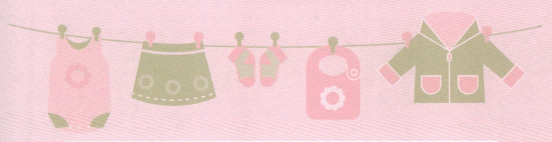

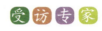

受访专家

北京中医药大学东方医院儿科　刘 奕

　　孩子的口腔卫生也会影响到大便的通畅，这恐怕是很多家长没有意识到的。其实道理很简单，牙齿不好会变得挑食、消化不良，影响排便。

　　有的季节各个医院儿科都是爆满，家长还是在家里给孩子好好调养，别因为"不通畅"的问题而频繁地跑医院。

　　除了多食用果蔬、粗粮等，适当地运动外，还要监督孩子好好刷牙。同时养成良好的排便习惯，3个月的婴儿就可进行蹲盆习惯训练，一般在清晨喂奶后进行，较大的儿童可在睡前进行，每天不论孩子有无便意，都要定时排便，建立排便反射。

　　已经便秘的孩子，家长可以试试简单的方法：把肥皂削成条状塞入肛门，或用1/3支小儿开塞露注入肛门。但这两种办法不宜常用。

　　还可以药物治疗：一捻金胶囊、小儿健脾化积口服液、小儿化食丸、小儿保赤丸、通便灵等。

独立便便 "四字诀"

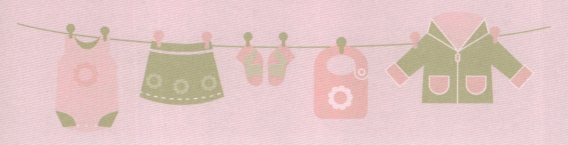

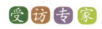

受访专家

西安交通大学医学院第二附属医院儿科　刘海燕

　　《小儿泌尿外科杂志》近期刊载的一篇研究报告称，出生后的27 ～ 32个月是训练孩子如厕的最佳时机，错过这个时机，4 ～ 12岁的孩子就更容易在白天和晚上遗尿。

　　在训练孩子如厕时，家长应记住以下4个关键字：

　　看：看看孩子是不是已经做好了独自便便的准备，这些准备的表现包括：开始对便盆或厕所表现出兴趣；午睡时或白天较长时间内不会尿湿裤子；能听从简单的指挥；可以脱下自己的裤子；能用语言、姿势或面部表情表明他想上厕所。

　　放：在卫生间里放一个适合宝宝的小便盆。当觉得孩子要上厕所时，就带孩子到便盆前坐或站上几分钟，重复这个举动能使孩子将大小便和便盆联系起来。

　　等：如果孩子抵制接受如厕训练，家长千万不要着急，更不要勉强，

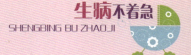
应该耐心地等一等，几个星期后再重新尝试。

忍：在训练孩子如厕时，一定要忍住别问孩子"想上厕所吗？"有些心急的家长总是忍不住要提醒孩子，而孩子们对这个问题的回答通常都是"不"。

专家提醒： 如果四五岁的孩子在白天还会遗尿，或者你怀疑是一些生理原因导致孩子遗尿，就要尽早咨询儿科医师。

（董碧娟　编译）

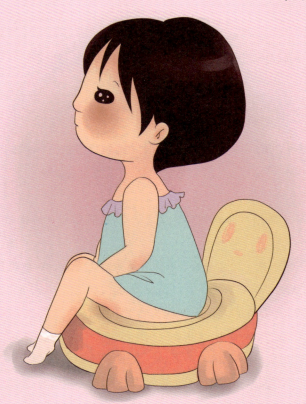

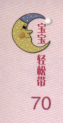
坚持睡午觉
防尿床

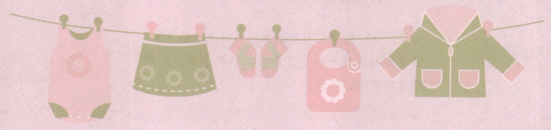

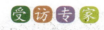

受访专家

中南大学湘雅二医院儿童保健康复专科　刘继红

　　尿床对孩子的心理和生理影响都很大，治疗时生活习惯的纠正必不可少。

　　1. 坚持睡午觉，以防夜间睡眠太深、不能接受来自膀胱的尿意而反射性排尿。

　　2. 睡前不宜让孩子过度兴奋，不要看紧张的电视剧，不要剧烈地运动。

　　3. 调整饮食，每天下午4点以后少饮水，晚饭少吃流质，睡前不喝水和牛奶，也不宜吃橘子、梨等含水多的水果。

　　4. 临上床前一定要让孩子排尿。

　　5. 安慰和鼓励，不要打骂、威胁、惩罚孩子，要告诉他尿床不是他的错，是同感冒、发烧一样可以治愈的疾病。只要遗尿次数减少，就应给予口头表扬或送小礼物给孩子。

宝宝腹泻的
惨痛教训

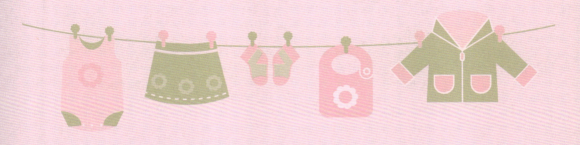

天凉孩子更容易腹泻，妈妈们互相提个醒儿，自家宝宝腹泻都因为什么？

妈妈支招

天天妈妈（北京市朝阳区）：最可恨的就是洋快餐，前几天我带他去吃了一次，两口又油又腻的汉堡下肚，再加一个冰激凌，第二天就拉肚子了。所以，冷饮加油腻，离得越远越好。

华华妈妈（北京市东城区）：单位发了酸枣汁，华华喝完就开始拉肚子了。我百思不得其解，直到后来在饮料的瓶子上看到"饮料中含有木糖醇，可能引起腹泻"的字样才明白是怎么回事。以后给孩子喝东西时可要先看包装上的说明。

春燕妈妈（山西省太原市）：宝宝10个月还在吃母乳，有一次我嘴馋，出去吃了一次川菜，当时特意要了微辣，结果宝宝还是小拉了一回肚子。

小果妈妈（北京市朝阳区）：奶奶最怕小果吃不饱，吃了饭吃水果，吃了水果吃零食……赶上她爱吃的管够管撑，到现在，小果因为吃伤了而拉肚子，不下四五回了。

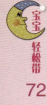
腹泻，一天至少吃**6**顿

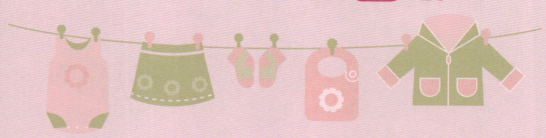

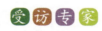

受访专家

上海瑞金医院儿科　张 寅

　　传统的腹泻治疗方法，主张让孩子禁食一段时间。其实这样不利于身体的营养补充，容易发生营养不良。所以现在通常不让腹泻的宝宝禁食，而且还可以吃多，当然不是量多，而是次数多。遵循少量多餐的原则，每日至少进食6次，这样既能保证营养，也不会给孩子的消化系统造成过重的负担。

　　母乳喂养的宝宝继续吃母乳，但妈妈的饮食含脂量要低些，否则会使腹泻加重；6个月以内人工喂养的宝宝，可按平时量喝奶；6个月以上已经添加辅食的宝宝，吃一点易消化的食物，如稀粥、煮烂的面条、鱼肉末、少量蔬菜泥、新鲜水果汁等，直到腹泻停止后两周。

　　说到吃，就离不开喝，很多妈妈只要宝宝一腹泻，便急着往医院跑。其实，宝宝在腹泻一开始时多为轻度脱水。这时补水最重要，首先判断是否轻度脱水，这样的宝宝有口渴感，口唇稍干，尿比平时要少、黄，并且烦躁爱哭。

可以用自制的糖盐水补液，即 500 毫升的温开水中加入 1.75 克精食盐和 10 克白糖，1.75 克精食盐相当于啤酒瓶盖的一半，10 克白糖相当于两小勺。也可以用医生开出的口服补液盐补液。

最初 4 小时，按宝宝的每千克体重给予 20 ～ 40 毫升液体。此后随时口服，能喝多少喝多少。两岁以下的宝宝可每隔 1 ～ 2 分钟便喂上一小勺，大一点的宝宝则可以用小杯子喝。如果宝宝呕吐，待 10 分钟后再慢慢地喂。一旦宝宝眼睑浮肿，表明补液有些过量，应暂时改喝白开水或母乳。

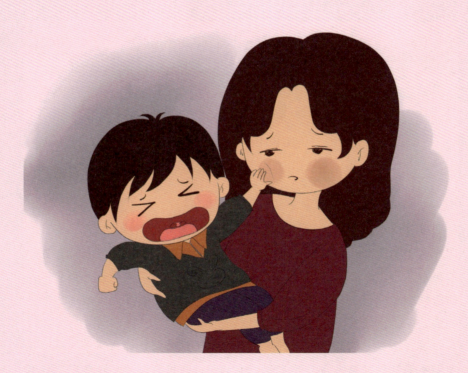

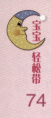
石榴皮熬水 能止泻

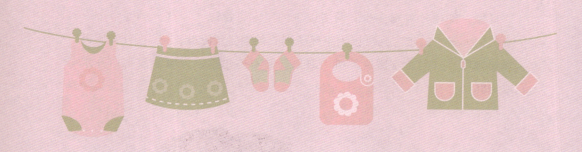

受访专家

河南省中医院　戴秀娟

　　宝宝8个月的时候，狠狠地腹泻过一次，我带着她跑医院不下10次，思密达、四联康、抗生素、健脾散、鞣酸蛋白酵母散、小儿止泻颗粒、苹果水、胡萝卜泥等，甚至思密达灌肠都用上了，可效果都不理想。断断续续一个多月，我的头快"炸开"了，"崩溃"都不足以表达当时的心情。

　　遇见本院针灸科大夫吕沛宛，她说孩子的脾胃功能本来就虚弱，饮食稍不慎就易损伤脾胃导致腹泻。她给我一些炮制过的石榴皮粉，让我熬水给宝宝喝，可以加红糖，一天喂3次，每次喂一二勺即可，同时嘱咐我给宝宝食疗，用薏仁米、淮山药、大米、小米，任两种煮粥。

　　回到家里，我每天用石榴皮粉加红糖适量炖水给宝宝服用，3天后腹泻就停止了。找来中药书籍翻开，原来石榴皮确有止泻功效。

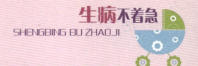

　　惊喜之余，我没忘了开始给宝宝食疗，早晨将薏仁米和大米洗净，然后煮粥给宝宝服用，没想到第二天宝宝又有点拉，我百思不得其解，薏仁米是"著名"的健脾食物啊！赶紧打电话给吕大夫，她问我是怎么熬粥的？我说洗净后和大米一起煮啊，她问我炒了没有？我说没有。

　　吕大夫说："方法错了，薏仁米必须炒过，健脾胃的效果才更好，不过炒过之后利水功能却不如生的强。薏仁米没有炒制之前有清热之效，所以有的宝宝吃后反而腹泻。类似的还有白术，包括大米、小米、淮山药都是炒制后健脾止泻效果才更好。而且小米和大米炒至焦黄后，更容易消化，不易发酵胀气。其中炒焦的部分还能吸附肠黏膜上的有害物质，使之排出体外。"

　　之后每天，我先将薏仁米和大米或小米放在铁锅里翻炒至焦黄，然后煮粥，分3次给宝宝吃。至今，宝宝都没有再腹泻过。

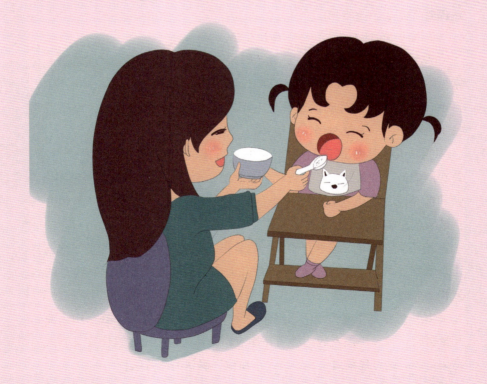

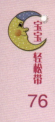

马齿苋治宝宝腹泻，很灵

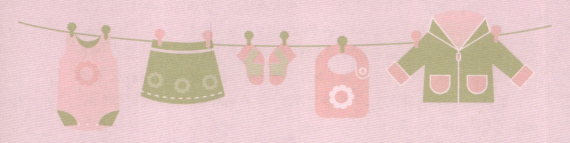

儿子 1 岁半时第一次腹泻，吃了 3 天药，思密达、妈咪爱、小儿泻速停等都吃了，不管用。

同事给我个"秘方"——马齿苋汤。

马齿苋是啥物，起初我还真不敢确认。在网上一搜，发现就是一种常见的野草，公园草堆里经常见到。而且马齿苋能治腹泻的帖子也不少，甚至还有医生专门为此做过研究。我赶紧连夜跑到公园去找，好不容易找了一小把，回来就熬汤，味道还行，不难入口。

很快儿子就喝上了马齿苋汤冲的牛奶，似乎口味还不错，喝了个精光。首次用偏方，奇迹出现了，当晚全家就睡了个安稳觉。第二天接着喝了 3 顿马齿苋汤，腹泻次数逐渐减少，第三天就基本痊愈了。这个小偏方马上被我们推荐给了邻居。

前不久，儿子又有腹泻迹象，我直接上药店去买干的马齿苋，这药材还真便宜，每 50 克 1.5 元，够吃好几天的。刚开始还担心干马齿苋的效果和新鲜的是否有区别，结果这次同样管用，喝过 3 杯后，腹泻就打住了。

其实这也是个老方子了，但年轻父母知道的应该不多。在人山人海的儿童医院，很多小朋友因为腹泻在输液，真希望他们试试这便宜又有效的马齿苋汤。这可是我自家儿子当"小白鼠"确认的疗效哦！

（孙玉妮）

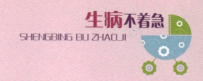
3岁内的消化道 很"紧张"

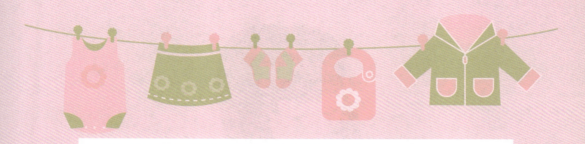

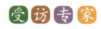
受访专家

空军总医院儿科主任、主任医师　徐 华

　　3岁以内是小儿生长发育最快的时期，对营养的需求量相对大，消化道时刻都处在紧张的状态。一旦食物的种类或量发生突变，或小儿患病时，都可导致消化功能紊乱。所以，3岁以内的小宝宝特别爱拉肚子，尤以夏秋季节易发生。

　　防治婴幼儿腹泻，除了注意卫生外，还要尽量做到以下几点：

　　首先要尽量母乳喂养，因为母乳易消化，含有丰富的抗体，喂养方便，不易受到污染。

　　第二要规律喂养，按时添加辅食。由少量、单一品种开始添加，逐渐代替主食——奶。绝不可以填鸭式地强迫孩子进食。

　　如果婴儿已经拉肚子了，则要根据不同原因引起的腹泻对症治疗。伴有恶心呕吐者应适当禁食，不吐了再给孩子多喝水，绝不能错误地认为孩子拉水而不敢给水喝。切记，饮水比吃东西更为重要，因为缺水会影响消化液的分泌，使消化功能不易恢复，酸性产物和毒物不易排出，应喝糖盐水并可适量加些小苏打。

药物方面，可吃乳酶生或促菌生，还可合理服用思密达。对于严重者，家长应及早带小孩去医院治疗。

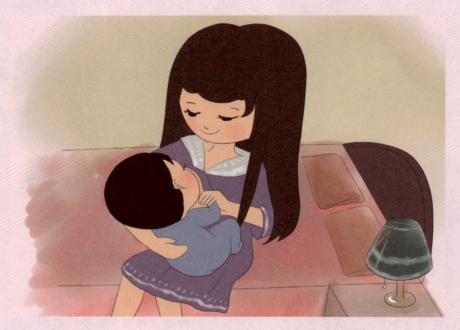

（《健康时报》特约记者　王　琳）

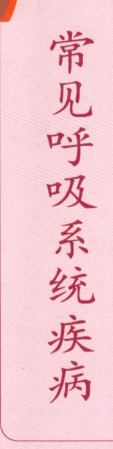

常见呼吸系统疾病

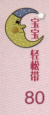

防小儿感冒的妈妈经

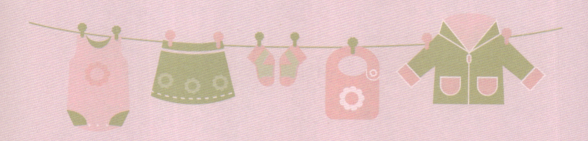

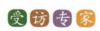

受访专家

杭州市中医院内科　桂晓春

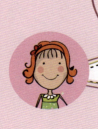

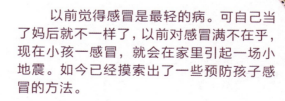

　　以前觉得感冒是最轻的病。可自己当了妈后就不一样了，以前对感冒满不在乎，现在小孩一感冒，就会在家里引起一场小地震。如今已经摸索出了一些预防孩子感冒的方法。

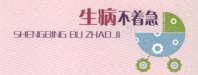
春捂应该"薄衣多层"

女儿今年 4 岁，感冒总共十几次。感冒首先是冻出来的，冷空气一来，门诊的感冒患者就蜂拥而来。即使是"热感冒"也多是因为脱衣不当，正热得冒汗却一受凉，就感冒了。这在孩子身上尤为突出。都说春捂秋冻，我觉得对应这句老话最好的办法就是多穿几层。天热时慢点减衣服，让汗毛孔开一开，好出汗泻热。而秋天天气转冷，就要慢点加衣服，让汗毛孔收收拢，好抵御风寒。小朋友的衣服薄一些，层数多一些，加了、减了都不会伤筋动骨的。

睡前摸摸孩子额头

都说小孩子的病来得急，变化快，其实不是这样的，而是大人发现得比较晚。因为小朋友都不太会用语言来表达自己的不适。有一次，女儿晚上 8 点上床睡觉的时候额头摸着还好，但到 10 点多时，用手一摸马上觉得不对劲了。用耳温式红外线体温计一测，果然 38℃。到了晚上 11点，温度升到了 39℃，赶紧吃了退烧药。第二天早上，烧退了，孩子也精神了。后来我很庆幸，要是拖到了第二天早上，孩子的病一定会加重，就不好控制了。

家长平时应该养成随时摸摸孩子额头的习惯，及时发现疾病苗头。

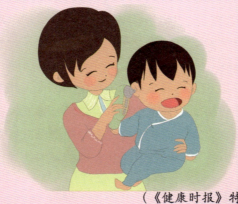

（《健康时报》特约记者　徐尤佳）

感冒时
护好脖子

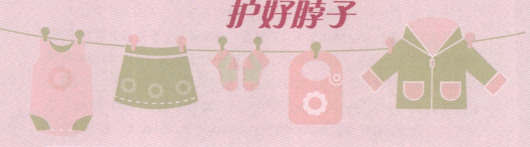

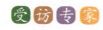

受访专家

浙江省诸暨市人民医院　寿小波

　　孩子感冒时，家长最爱嘱咐他们"多喝水，多休息"，专家提醒，还应该额外地注意保护好孩子的颈部，以免发生感冒并发症——寰枢关节半脱位。

　　浙江省诸暨市人民医院何腾峰医生说：颈部的第一、第二椎又叫寰枢关节，位置紧靠咽部，感冒后，咽喉部的化脓性炎症，会累及寰枢关节致炎症性病变。而儿童的韧带、关节发育尚不完善，咳嗽或睡眠姿势不当，或头颈部用力运动，可引起寰枢关节间韧带松弛，致半脱位或脱位，特征表现为颈部活动受限，头向一侧倾斜约20°，头部姿势就像一个人在认真倾听别人说话。

　　因此，孩子感冒了，不要忘记保护孩子的颈部，感冒期间不要做翻跟头、快速扭脖子等与颈椎有关的剧烈运动。一旦发现孩子颈部活动受到限制，或抬头无力，或诉说颈痛，就要立即到医院检查，进行抗炎、复位治疗，父母千万不可当作一般扭伤、落枕等来处理，更不要随意给孩子推拿、按揉，以免损伤脊髓。

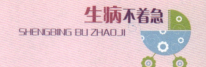
5岁前感冒 多伴肚子疼

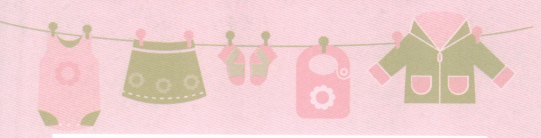

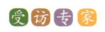

山东日照市人民医院　桑孝诚

　　儿童感冒有一个很大的特点是经常伴有肚子疼，甚至腹痛的症状比感冒症状还明显，尤其是5岁以前更多见。

　　这种肚子疼的学名叫"上感腹痛"，往往出现在感冒的早期，发生部位多在脐周部位，疼痛的轻重程度不一，多呈阵性发作，亦可呈持续性，发作过后一切正常，多无呕吐。少数孩子可有轻度腹泻。当给这些孩子体检时，腹部平坦、无压痛或无固定性轻微压痛。一般随着体温降低，两三天后腹痛可逐渐好转，无需特殊处理。

　　感冒引起腹痛的原因有：

　　肠道蠕动亢进：感冒常引起肠蠕动增强，甚至肠痉挛。所以，腹痛可表现为阵发性，这种腹痛伴有恶心、呕吐，易被误诊为消化不良。

　　并发急性肠系膜淋巴结炎：感冒不但有扁桃体发炎，颌下淋巴结炎，且常并发急性肠膜淋巴结炎。由于有发热、腹痛、白细胞计数高症状，易被误认为急性阑尾炎。

　　伴有蛔虫症：体温突然升高，蛔虫便在肠道内蹿动而引起腹痛。

3穴位缓解感冒症状

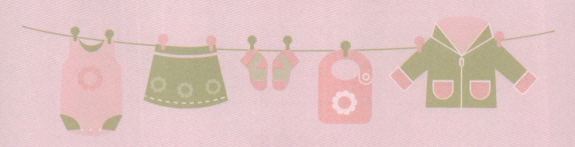

受访专家

国医大师贺普仁弟子　陶 冶

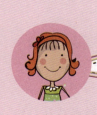

小孩，尤其是3岁以下的孩子，容易受到风邪入侵，一不注意保暖，尤其是玩得满头大汗时一吹风就会感冒，有3个穴位对孩子感冒后的打蔫儿、发烧、头疼等有很好的缓解作用。

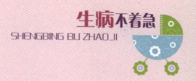
开天门提精神

天门穴位于两眉中心（印堂）往上至前发际成一直线。家长以两拇指交替自下向上推，称开天门。一次推 30～50 下即可。可以醒脑、镇惊、安神，对感冒发热、头痛、精神萎靡有很好的疗效。

推坎宫降体温

内眉心至外眉梢呈一直线为坎宫穴，基本是眉毛位置。家长用两拇指沿着眉毛自眉头向眉梢分推，称推坎宫。推 30～50 次，能缓解感冒发热、目赤痛、眼屎过多、惊风等。

运太阳缓头痛

用中指指端轻揉孩子的太阳穴，顺时针、逆时针揉都可以，30～50 下即可。能改善孩子感冒时的头痛症状。太阳穴是头部最柔弱的地方，手法一定要轻，不然孩子会觉得不舒服。

小提示：

手要温：大人在给孩子推拿前，一定要先把手搓热了，尽量把更多的正气传递给孩子。

力要轻：孩子的皮肤娇嫩，家长在操作时注意不要太使劲，手法要轻快、柔和，每次 30～50 下即可。

速度快：孩子好动，不会规规矩矩地待着，每次推拿时间应在 15～30 分钟之间。

（《健康时报》记者　黄小芳）

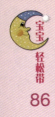
宝宝感冒的美式偏方

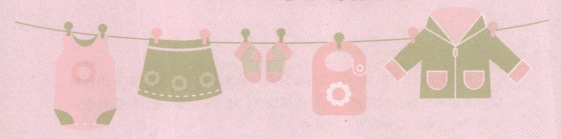

有研究指出，对付孩子感冒，非处方的止咳和感冒药并不具备预期中的治疗效果，不会加速婴幼儿感冒的消失。所以，不如试试以下改善症状的方法：

补充液体：多饮水、果汁或肉汤，减少充血。

鼓励咳嗽：咳嗽有助清除婴幼儿呼吸道中的黏液，让孩子俯卧在大人膝盖上，轻拍后背。

吸出黏液：如有必要，对于年龄较小的婴幼儿可使用吸鼻器吸出鼻中的黏液，操作时要轻缓。

湿润鼻腔：使用非处方的盐水滴鼻剂可以稀释黏稠的鼻涕，有助于畅通婴幼儿的呼吸。

盐水漱口：4岁以上的儿童，可以用盐水漱口以缓解咽喉痛。1岁以上的宝宝可以喝蜂蜜水，2~5岁的儿童可以干吃半匙（约2.5毫升）蜂蜜以缓解咳嗽。

婴幼儿感冒出现哪些症状应立即就医？

1. 感冒症状严重；

2. 宝宝不足3个月出现感冒症状；

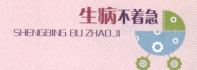

3. 尿量比平时减少；

4. 1 天内体温超过 39.4℃；

5. 3 天内体温超过 37.8℃；

6. 看起来好像耳朵或者窦道痛；

7. 有黄色眼屎；

8. 咳嗽超过 1 周；

9. 有黏稠、绿色鼻涕；

10. 饮水障碍；

11. 咳嗽导致呕吐或皮肤颜色改变；

12. 咳嗽、带血痰；

13. 呼吸困难，口唇发紫。

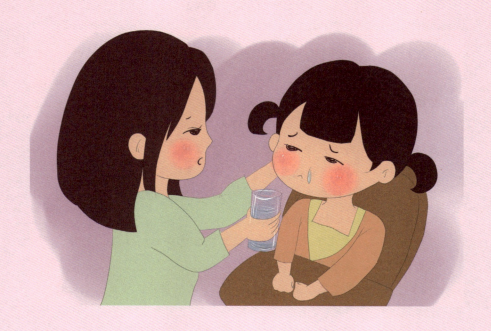

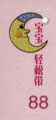

退烧，难在家长观念转变

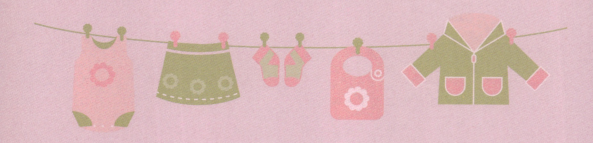

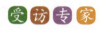

受访专家

河南省中医院　戴秀娟

故事：

　　刚把1岁多的女儿从老家接回来，她就病了。起初只是流清鼻涕，我想，感冒是自限性疾病，1个星期左右自己就好了。第二天孩子开始咳嗽，我还算镇定，咳嗽也是机体的自我防御措施，多喝水吧！傍晚孩子开始发烧，不到38℃，我没给她吃药，不想人为破坏孩子自己的防御措施。

　　但这一夜，我几乎没有合眼，夜里明显感觉她的体温在上升，并且开始腹泻，我就不那么镇定了。

　　第二天，抱孩子到了医院，大夫开了3天的用药，可症状毫无好

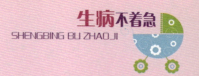
转。第 5 天，老人坚持带孩子再去医院，抽血检查未见白细胞增加，说明没炎症。但孩子已经开始打蔫，最终在我的犹豫和老人的坚持下，还是给孩子输了抗生素和激素。3 天的液体输完了，孩子烧退了。但我心里一直很抗拒，血常规检查明明没有用抗生素的指证，还是给她用了抗生素和激素，这样肯定有效果，但会给孩子的免疫系统造成很大的损害。更何况，算算孩子生病也就 1 周多的时间，如果不用抗生素，吃点对症的中成药，可能也就扛过去了。

我想有很多和我相似的父母，即便学医出身，遭遇孩子高烧不退时，一样会乱了阵脚，就算自己能挺住，家里老人也不愿意。有医生说："高烧的治疗，难的不在于用药，而是患儿家属观念的改变。"发烧是机体的防御反应，如果一发热就立刻退热，会让宝宝的抵抗力失去一次锻炼的机会。

遇孩子生病，既不能盲目死扛，也不能只求立竿见影，当家长的，要科学应对，心理还要有足够的承受能力。

经验一：喂中药可以加点冰糖

宝宝输完抗生素没半个月，又一次咳嗽、发烧，这一次，我坚决没带她去输抗生素，而是选择了中医，吃了 5 天中药，症状全无。我想喂中药难是很多家长最后放弃中医治疗的重要原因，我的经验是在中药里加冰糖，总之能让宝宝全喝下去就行，这样才能有效。

经验二：感冒初喝葱白水有效

宝宝还在流清鼻涕的时候，我给宝宝做了葱白生姜红糖水，收效很快。切一段大葱根部的葱白，约手指头那么长，再加入几片生姜，适量红糖，水 100 毫升，煮约 15 分钟，分几次让宝宝喝下。但是，一旦病情发展，仅靠这些小方子是起不到治疗作用的，必须配合药物治疗或及时去医院，以免贻误病情。

教训一：宝宝厌食别勉强喂食

生病之前，宝宝有厌食、大便秘结的表现，我没有及时意识到这是宝宝要生病的征兆，还勉强她吃饭。要知道孩子一旦积食，抵抗力就会下降，稍不注意就会生病。如果我能及时给她消食，也许孩子就能免于生病。所以在有消化不良的苗头时，就及时采取措施，确实可以有效防止生病。

教训二：别一味相信体温计

宝宝第一次生病，家里的体温计每次测体温都没有超过 37.5℃，可宝宝明显地面红、手足心热、烦躁不安。我后来想可能宝宝的基础体温就很低，或体温计失灵。所以，家长不应过多注意体温计数值高低，而应关注孩子在发烧过程中的双足冷热及神志的变化。

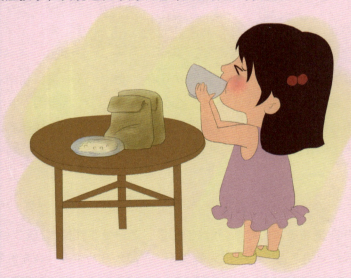

妈妈常用的止咳偏方

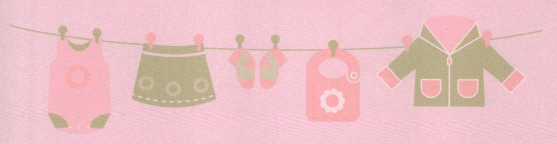

韩英（河北省承德市）：风寒咳嗽，不用冰糖梨水，而是花椒梨水，将梨核挖掉，下面不要挖通，里面放几粒花椒，上锅蒸一会儿，熟了去掉花椒吃梨喝汁，能止咳。

典典妈（北京市朝阳区）：用玉竹（一味药，有滋阴润肺、养胃生津之功效，药店有售——编辑注）泡水，加冰糖，喝到没味，对嗓子疼和咳嗽特别管用。这招我从怀孕时喝到哺乳期，对女儿也很管用。喝完还可以将其剁碎和瘦肉一起蒸。

李佳（北京市朝阳区）：麻油姜末炒鸡蛋也治风寒咳嗽，特香，我都爱吃。不过偏方这个东西，至少得坚持1周才管用，妈妈们要有耐心。

佳佳妈妈（北京市丰台区）：香油、陈醋和蜂蜜各一小勺冲水喝，一天三四次，挺管用的。

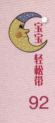
小脚背上
有止咳穴

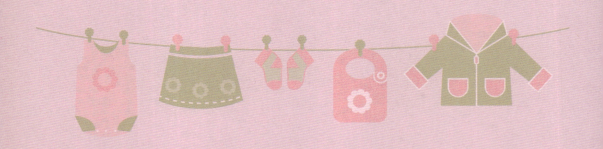

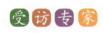

广东省中医院传统疗法中心　李 漾

　　宝宝咳嗽，家长干着急没办法，不如抱着小脚丫给揉揉，尤其是脚背，这对那些风热咳嗽并伴有扁桃体炎的患儿，有较好的辅助治疗效果。

　　先搓搓脚心，每只脚搓 30 下，上下来回搓。

　　再揉揉脚趾，每一个都上下按摩 20~40 下。

　　最后，重点是找到宝宝脚背上大拇趾根部两侧的部位，这就是扁桃腺的反射区。扁桃体发炎时，这个部位一按会很疼，所以很容易就能找到。左、右大脚趾都要按摩，一只脚趾按摩 5 分钟。之后及时给孩子多喝温开水或者放一点盐的淡盐开水，孩子咽喉肿痛的现象就会明显减轻。

　　听着宝宝咳嗽时嗓子里"呼噜噜"的痰音，也是很让家长烦心的一件事。婴幼儿不会吐痰，即使痰液已咳出也只会吞咽进胃内。所以，当剧烈咳嗽引起呕吐时，常可看到呕吐物中混有大量痰液。只要有痰的刺激，孩子就会咳嗽，一旦痰液排出，咳嗽就能暂时缓解。家长应该经常给孩子拍拍背，用空掌轻轻拍背部，上、下、左、右都拍到。

如果拍到某一部位时孩子就咳嗽，说明孩子的痰液就积在此处，应该重点拍。多数在孩子肩胛下的部位，也就是肺底部最易积痰。

拍背能宽胸理气，促进痰液排出。最好在孩子刚睡醒时拍效果比较好，睡觉前也要多拍拍，这样能使孩子的痰咳出，有利于睡眠。

另外，小孩初感风寒或风热时，可以用一些花椒加少许盐煮水来泡脚或洗澡，对疏散邪气(寒或热均可)有帮助。如果受寒后小朋友鼻流清涕，可在大椎穴处用生姜片擦擦，再用艾条温热灸或是电吹风吹吹。这样能在初期就祛除风寒或风热。我临床告知了不少患儿的家长，她们在家里给宝宝试了，疗效还不错。

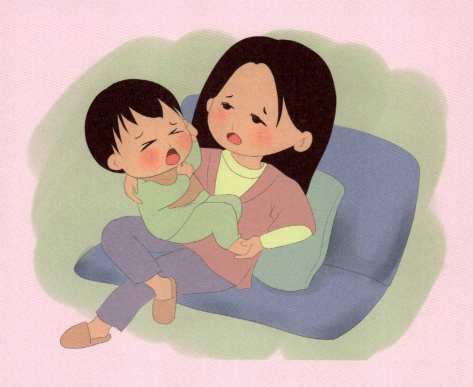

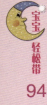

小儿咳嗽
按 **3** 个穴位

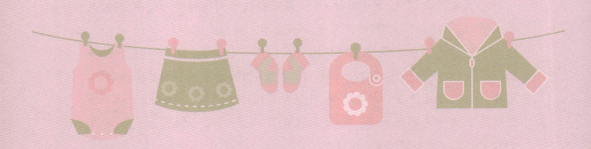

受访专家

国医大师贺普仁弟子　陶 冶

中国医学科学院广安门医院食疗营养部主任　王 宜

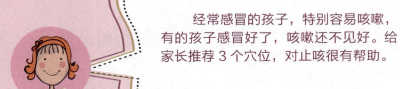

经常感冒的孩子，特别容易咳嗽，有的孩子感冒好了，咳嗽还不见好。给家长推荐 3 个穴位，对止咳很有帮助。

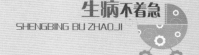

小横纹：连掐带推，至少百次

小横纹在手掌食、中、环、小指（4 个指头）与掌面连接的横纹处。

推的时候用拇指，从食指的纹路推到小指。3 岁以内的孩子最少要推 100 次，年龄大一点的孩子推的次数还要多，手法力度也都要稍微重一些。也可用拇指指甲掐，称掐小横纹。按摩小横纹对孩子呼吸系统的疾病，如咳嗽、哮喘及啰音等都有很好的治疗作用，而且越小的孩子效果越明显。

膻中穴：可推可揉，祛痰平喘

咳嗽——旋揉膻中：膻中穴在胸骨上，两乳头连线的中点。家长可以用中指也可用拇指，放在这个穴位上，做顺时针旋转揉动，对各种原因所引起的胸闷、呕吐、气逆、痰喘咳嗽均有一定疗效。而且在胸骨的后面，靠近心脏的位置是胸腺，这对孩子来说是一个免疫的器官，随着孩子年龄的增长，胸腺会慢慢退化。家长刺激膻中的时候也是在刺激孩子胸腺，能提高孩子抵抗疾病的能力。

气喘——分推膻中：把两个拇指放在膻中的位置，从中间往两边乳头的方向推，能够更好地宽胸理气，缓解孩子气喘的症状。注意推的时候不要推乳头，因为孩子的乳头比较娇嫩。

痰多——直推膻中：有些孩子痰多，可能会出现恶心的情况，可以从天突（胸骨上窝凹陷的地方）的位置往下推，一直推到胸骨末端，可以一只手推，也可以两只手交替着向下推，对于降逆、止咳、祛痰效果是比较好的。

肺俞穴：有病没病，都可推推

肺俞穴的位置不太好找。小孩的肩胛骨是个扇形，肩胛骨最外侧到脊柱一条直线是 3 寸，1.5 寸就是一半的位置，往上与扇形外缘相交的点就是肺俞穴。按揉肺俞穴，能让肺功能得到更好的提升，外感风寒的能力就会提上来。

如果家长实在找不到，也可选择推的手法，顺着肩胛骨的走形，用双手大拇指从上到下往两边八字推，就能刺激到这个穴位了，每次要推100下。对于发热、咳喘以及一切呼吸道疾病都有效果，没病的时候推，一样有保健作用。

相关阅读：孩子咳嗽喝点蜂蜜

对于感冒咳嗽的孩子来说，白天多喝一点蜂蜜水，有很好的镇咳消炎作用，并能提供更丰富的营养和能量，有助于早日康复。儿童晚上咳嗽如有加重，不妨在晚餐后也喝上一杯蜂蜜水，但最好保证饮用时间与睡觉时间间隔1.5~2小时，一来好消化吸收，二来保护牙齿不受糖分侵害。如果临睡前饮用，家长一定要做好孩子的洁牙工作。

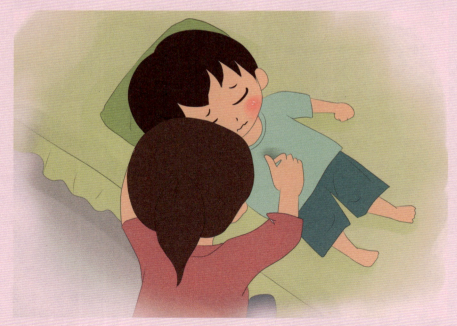

（《健康时报》记者 黄小芳）

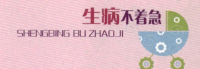

有5症状，高度怀疑哮喘

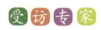

受访专家

西安交通大学第二附属医院　刘海燕

　　现在有太多的儿童哮喘被当作感冒、咳嗽、鼻炎、气管炎等治疗，不但花了冤枉钱，还延误了哮喘的治疗时间，使病情加重，这一现象在临床上非常普遍，让很多哮喘专业的大夫很着急。

　　家长平时要特别留意，孩子有以下5种症状之一就要高度怀疑得了哮喘：

　　第一，孩子有反复喘息的症状，呼吸急促，嗓子发出"咝咝"的声音；

　　第二，感冒经过一周的常规治疗不见好转；

　　第三，长期咳嗽，常规用药超过两周不好转；

　　第四，孩子已经患有过敏性鼻炎要特别注意，这其中有70%的孩子同时患有哮喘；

　　第五，喘息性支气管炎和哮喘的症状特别相似，如果治疗一两次就彻底好了那就是气管炎，如果超过3次以上的反复判断喘息性支气管炎就要高度怀疑是哮喘，因为哮喘要连续用药2~3年，比较容易反复。

　　其实鉴别是不是儿童哮喘也不难，如果孩子超过5岁就可以借助肺功能检查（简单的吹气）来诊断，但是，5岁以下的孩子就要靠专业医生的临床经验判断。家长一定要提高这方面的警惕，特别是不要自己给孩子随意用药。

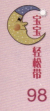
试试中医
绿色疗法

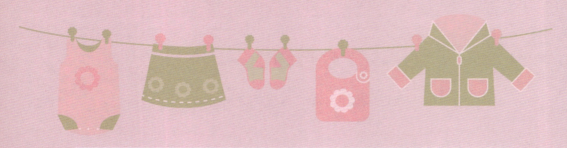

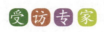

受访专家

河南省中医院儿科主任医师　李 玮

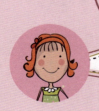

　　孩子一生病，父母就发愁，不仅感同身受，更因为孩子吃药、打针实在是件非常麻烦的事，孩子根本不配合，一次药喂下去，全家人一身汗，弄不好还会吐出来。这也正是河南省中医院儿科绿色疗法备受欢迎的原因——不打针、不吃药，疗效还不错。

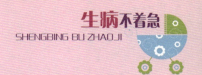
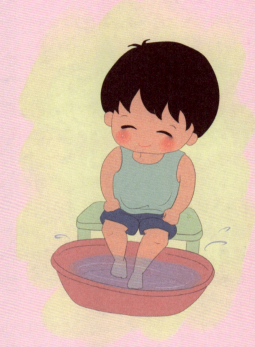

药浴：边洗边玩边退烧

主要治疗：小儿外感发热

一个木制的大浴盆摆在儿科治疗室里，药液徐徐倒入浴盆，护士测量水温合适后，把孩子抱进浴盆。里面还放着玩具，孩子们玩着、洗着，汗就透出来了。

药浴的药液由中药配伍而成，包括柴胡、荆芥、青蒿、川芎等经皮肤吸收性良好的中药，借助药力和热力，通过皮肤、黏膜作用于机体，促使腠理疏松、气血流畅，从而达到治疗疾病的目的。如果孩子高热，在服用退热药的同时进行药浴，药力会发挥得更快。

家长也可以在家里用这样的方法：用艾叶60g（艾叶芳香，利于疏泄腠理），煎汤泡澡或泡脚，药液温度39～41℃。如果泡脚，药液以浸泡到足踝为度。每晚1次，每次10～20分钟，效果也不错。有的家

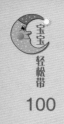
长担心孩子正在发烧，不敢给孩子洗澡，怕再受凉，其实这是误区，只要房间温暖，时间适宜，泡澡对退热治疗是很有好处的。

穴位贴敷（1岁以下不适合）：

主要治疗：反复呼吸道感染、哮喘等呼吸道疾病

中药贴敷是根据孩子不同的体质和病情，进行科学辨证诊治。即将调配好的中药与具有增强药物渗透作用的热性姜汁根据不同儿童的病情搭配出不同的药，选取不同的穴位进行贴敷，起到刺激穴位、提高孩子免疫力的作用。一般在三伏天、三九天进行，优点是药物不经胃肠道代谢，能有效保护孩子脆弱的脏腑，而且方法简便。河南省中医院针对儿童专门有3种贴敷方案，辨证用药，辨证取穴，针对性强。贴敷时间需根据患儿年龄及皮肤耐受程度而定，每次贴敷0.5～2小时。皮肤容易过敏、皮肤有疾患的孩子不能用此方法。

家长需注意：贴敷的穴位要准，而且用药先调再贴。但是孩子贴敷后，有不少注意事项是需要家长注意的，不要让孩子积食，饮食要规律、清淡。如果天气太热也可以开空调，但温度最好保持在28℃以上，不要让孩子频繁往返室内外。还要注意定时开窗通风。在贴敷期间，出现皮肤轻微发红、起泡是正常现象，但需注意观察。如果水泡溃破，轻者可以自行涂抹百多邦之类的药膏，严重的要及时到医院接受治疗。1岁以下的孩子皮肤娇嫩，贴敷容易引起皮肤损伤，不建议采用此种疗法。

耳压法：增强免疫力

主要治疗：增强免疫力

小小的胶布，小小的王不留行籽，贴在宝宝小小的耳朵上，单是这份新奇感，就能让小家伙们愉快接受了，而且还能预防常见疾病。

耳朵上有很多穴位，辨证取穴，就可以"掌管"咽喉、气管、肺、大肠、

脾、肾、内分泌等处穴位。4毫米见方的小胶布，中间贴1粒王不留行籽，然后对准宝宝耳朵上的穴位贴压上去，再用手轻按压或轻揉片刻，合理治疗就可以达到增强免疫力的作用。

平时可以轻揉孩子耳朵，但耳朵上的穴位很多，而且孩子耳皮薄，家长乱按反而有害，如果掌握不好力度，不如不按。

捏脊：睡前三五遍

主要治疗：调理消化系统，增强抵抗力

宝宝乖乖趴在床上，医生手上抹点滑石粉，然后用双手中指、无名指和小指握成半拳状，食指半屈，拇指伸直对准食指前半段，然后顶住患儿皮肤，拇、食指前移，提拿皮肉，同时向上捻动，自尾椎两旁（脊柱两侧）双手交替向前推动至大椎穴（颈后突出位）两旁。这就是中医传统捏脊疗法，对调理消化系统、增强抵抗力有好处。

家长一定要向医生学习正确的捏脊方法，并认真练习才能准确熟练操作。然后每天睡前可以给孩子捏上三五遍，如果孩子背部皮肤有疾患就应该禁用。另外，孩子为稚阳体质，发病后病情变化快，皮肤娇嫩，如果手法不对可能延误病情。所以对生病的孩子，不建议家长自己按摩。平时可以常给孩子搓搓后背，有助于睡眠，也利于亲子关系。

（《健康时报》特约记者　李尤佳）

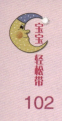

得过肺炎仍需
接种疫苗

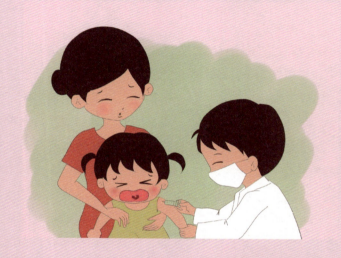

　　得过肺炎的儿童是不是就有了抵抗力，不用接种肺炎疫苗了呢？首都儿科研究所的袁艺教授介绍，肺炎不像乙肝等传染性疾病，不会因感染治愈后获得抗体。

　　约 1/4 的健康儿童都携带有肺炎球菌，寄生于鼻咽部位，身体抵抗力低下时，细菌就会侵袭宝宝。得过肺炎的儿童不会获得抗体，可能会反复发作，所以得过肺炎以后，宝宝仍然需要接种肺炎球菌结合疫苗。

　　清华大学第一附属医院预防保健科刘兆秋主任说："预防肺炎球菌疾病要保持良好的个人卫生习惯。两岁以下婴幼儿应避免在人口密集的地方长时间逗留。"

　　更有效的预防手段是接种肺炎球菌疫苗。该疫苗已被 40 多个国家和地区列入计划免疫，有效率达 99% 以上。

（《健康时报》记者　刘桥斌）

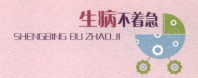
"休眠菌"也会传给孩子

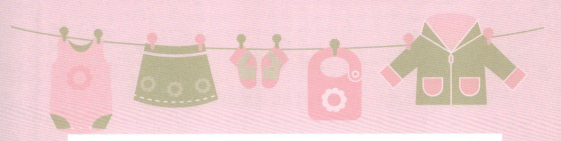

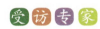
受访专家

第三军医大学西南医院儿科主任　何念海

　　孩子持续几周不规律低热和有时咳嗽，盗汗和胃口不好等，要警惕患上结核病。尤其是家中大人患过结核，即使治愈，但体内的"休眠菌"也会传染给孩子。

　　结核病早期治愈率在 95% 以上，而病情最严重、死亡率、致残率最高的结核性脑膜炎以儿童居多。

　　儿童结核病感染的传染源往往是家庭成员中的肺结核患者。如果是哺乳期的母亲患肺结核，应及早带孩子到专科医院检查，同时停止母乳喂养，母亲在开始治疗的两周的时间里最好单独居住。

　　家长患结核病康复后，体内的结核菌并没有被完全被消灭，仍可能有极少量的"休眠菌"或"持存菌"，这些都容易造成家中儿童患上结核病。

　　此外，新生儿接种卡介苗对预防儿童结核病非常必要。

（《健康时报》特约记者　何　雷）

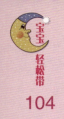

哮喘发作
急救招

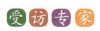

湖南省儿童医院危重症医学二科 肖娟

春天，正是宝宝哮喘急性发作的频繁时期，但大多数哮喘发作时，宝宝不在医院，家庭的及时救治就尤为重要，以下几招请家长牢记：

1. 使宝宝迅速脱离过敏原。有些患者脱离了过敏环境，即使不给任何药物治疗，也可缓解病情；

2. 协助宝宝取坐位或半卧位，或让其抱着枕头跪坐在床上，腰向前倾。此位置有利于宝宝呼吸；

3. 给予喘乐宁或舒喘灵气雾剂吸入，以迅速平喘；

4. 家长可用拇指和食指紧压宝宝大椎穴并不断揉动，或紧压双手合谷穴直至患儿感到酸胀为止，对平喘也有一定的效果；

5. 若宝宝出现唇周紫绀说明已缺氧，应迅速取出自备的家用吸氧瓶，以高流量氧气通过鼻导管或面罩给宝宝吸入；

6. 哮喘发作时，宝宝会产生恐惧感，烦躁不安，家长应安慰他，鼓励他说出不适，尽量满足他的合理要求，避免其躁动不安而加重喘息；

7. 注意给宝宝保暖；

8. 保持室内通风，不吹过堂风，避免室内有烟雾、油漆等刺激性气体；

9. 发作较重或呈持续状态时，立即向急救中心呼救，尽快送医院。

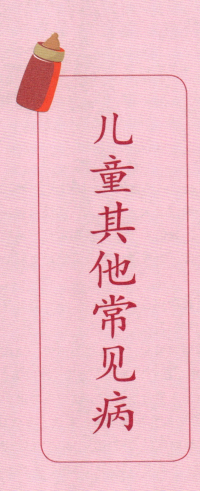

儿童其他常见病

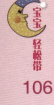

喝水没个够，小心是肾衰

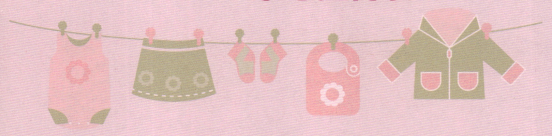

军军今年 8 岁了，被诊断为慢性肾功能衰竭。军军的妈妈后悔地说："儿子平时跟其他孩子没什么太大的区别，活泼可爱。就是喜欢不停地喝水，晚上尿尿比较多，我们觉得孩子多喝水是好事啊，而且喝得多当然尿得多，没太往心里去，但最近他老是发烧还有呕吐，万万没想到是他得了慢性肾功能衰竭……"

南京市儿童医院肾脏科主任张维真说，小儿肾衰是小儿肾脏疾病危重症之一，分急性、慢性两种。

急性肾衰可由多种原因引起，如感染等因素，临床上表现为少尿或无尿，患儿往往食欲不振、恶心、呕吐、腹泻、水肿等。

小儿慢性肾衰可由先天性肾脏疾病、泌尿道畸形、肾炎没有得到很好治疗等因素引起，早期表现为夜尿增多、多饮、食欲减退等。

定期查尿可早期发现隐匿的肾脏疾病。如家长发现孩子早晨睡醒时眼睑水肿、小便泡沫多、不明原因发热、贫血、多饮、夜尿多等，要及早带孩子到医院就诊。

（《健康时报》特约记者　于露露）

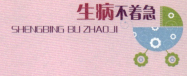
及早发现
小小男科病

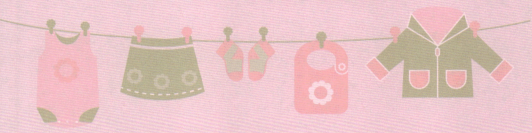

受访专家

空军总医院男科诊疗中心副主任医师　潘广新

包茎、隐睾、尿道下裂是最常见的 3 种男童生殖系统疾病，都会直接影响成年后的生殖功能。

包茎——指包皮完全包住阴茎且无法上翻，一般 3 岁后开始显现。90% 的儿童会自行消失，不能自愈者会经常发生包皮炎，影响阴茎发育。严重者影响成年后的生殖健康。

家长观察：宝宝排尿困难费力、尿线变细、因疼痛不敢排尿、哭闹时抓包皮，排尿时包皮囊鼓起，包皮囊内可积聚大量包皮垢，隔着包皮可见白色小肿块，晚上频繁尿床等。包皮可能红肿，用手轻轻拨开后发现有的已化脓。夏天尤其容易感染。

最佳手术时间： 15 ～ 18 岁。

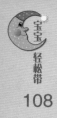

隐睾症——胚胎发育到 8 ~ 9 个月时，睾丸会由两侧腰部下降至阴囊。如果出生后直到两岁，排除寒冷及紧张状态，在阴囊中都摸不到睾丸，说明没有下降完全，可以确定为小儿隐睾。

家长观察： 孩子一侧或双侧空虚无睾丸，腹股沟处可见膨隆（实际睾丸所在处）。孩子哭闹的时候阴囊肿大，躺下时又恢复正常。

最佳手术时间： 1 岁后可开始内分泌治疗，3 岁以前做手术最佳。

尿道下裂——由于前尿道发育不全而导致尿道开口达不到正常位置的一种畸形。不治疗会影响生育功能。

家长观察： 尿道口不在正常位置，有的在阴茎下面，有的在阴囊或会阴部，伴有阴茎下弯和短小，严重者看起来像女孩，很难站着撒尿。

最佳手术时间： 最好在学龄前完成治疗。

3 大皮肤病
最爱黏宝宝

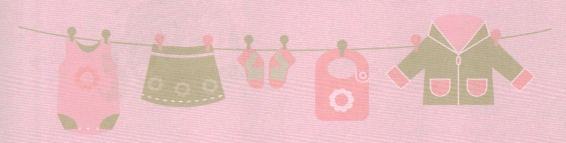

受访专家

南京军区福州总医院皮肤科副主任医师　陈向齐

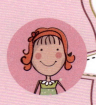

　　夏天孩子出汗多，皮肤总是黏黏的，小宝宝会招惹上各种各样的皮肤不适，提醒多注意 3 种病。

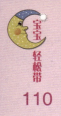
皮炎：少去草丛中玩耍

被蚊虫叮咬后引起的皮炎就是虫咬皮炎。预防首先要避免蚊虫叮咬，挂蚊帐，少去草丛中玩耍，保持皮肤清洁干燥，常剪指甲，以避免搔抓引起的皮肤继发感染。

晒伤：可以洗个温水澡

应选择上午 10 点以前或下午 4 点以后出去晒太阳，如果宝宝被晒伤了，应马上避开阳光，喝些白开水、吃西瓜等水分足的水果。待在通风好的房间里，或洗一个温水澡，让孩子舒服一点。

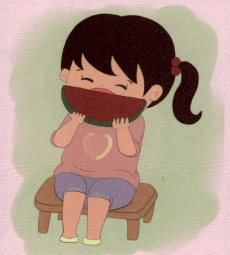

痱子：千万不要抹油膏

预防痱子应该注意通风，给宝宝穿宽松且透气性、吸湿性好的棉质衣服。流汗以后立刻擦干。勤洗温水澡，洗后千万不要抹油膏。

（《健康时报》特约记者　吴　志　杨松青）

给湿疹宝宝贴个"面膜"

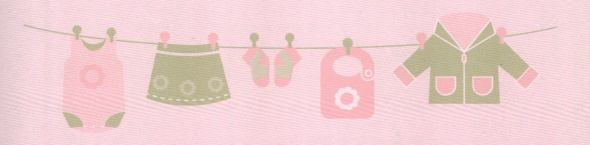

湿疹是婴儿常见皮肤病，俗称"奶癣"，一般在出生后2～3个月发病，也有出生后1个月就起病的。上海交通大学医学院附属新华医院皮肤科主任姚志荣教授推荐了一种特别的治疗方法——湿敷治疗。

如宝宝的湿疹是以渗出为主，可先湿敷治疗，用生理盐水或温和中药制剂将纱布浸湿敷在皮损部位，像给孩子贴了张"面膜"，可显著减少渗出、减轻瘙痒；等渗出好转后，可适当用些温和弱效的皮质激素制剂涂抹患处。

在贴"面膜"之前，对于反复发作的湿疹，家长首先要做的是查查过敏原。过敏原测试还有警示判断的功能，比如早期出现花生过敏或吸入物过敏，很可能宝宝将来发生过敏性哮喘的概率较高，有助于及早制订预防方案。

日常生活中要注意让宝宝避免刺激物，而气温过高、焦虑、气候剧变、感染、预防接种等也都有可能成为刺激诱发因素。

（《健康时报》特约记者　施　敏）

治湿疹：润肤霜要抹厚厚的

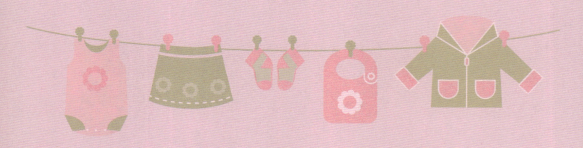

受访专家

首都儿科研究所皮科主任、主任医师　刘晓雁

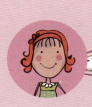

　　婴儿湿疹对大多数新妈妈来说就像噩梦一样，孩子痒在身，妈妈痛在心，正如本文作者一样。不过她在首都儿研所儿童医院皮肤科主任刘晓雁那里得到了很好的指导，发现了一个很多妈妈不晓得的小秘密，我们来听听她的经历和专家的点评，也许对你和你的孩子会有帮助。

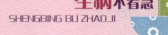
宝宝5个月湿疹就没断

我家宝宝快5个月了，被严重的湿疹困扰了4个月，全身没有好皮肤，经常出水。宝宝难受，抓得脸上总是斑斑血迹。

刘晓雁点评：湿疹是人体对正常的物质发生的过度反应。新生儿来到这个世界上，对很多东西都要有个适应过程。除了有严重的过敏反应的孩子外，大部分婴儿湿疹会经历如下过程——两三个月最重、6个月时减轻、1岁时就不怎么起了。

病急乱投医，偏方全试过

常在网上看别的妈妈治疗湿疹的方法，绝不夸张地说，所有被提到过的方法我全试过，除了药以外，保湿霜、松花粉、蜂胶等全都试过。我还坚持喝过很长一段时间金银花和薏米水。同时饮食又小心翼翼，从宝宝有湿疹以来有快1个月没吃过鸡蛋牛奶，从来不吃海鲜和牛羊肉，宝宝至今没吃过伊可新，但湿疹还是不见好，尤其是胳膊，全是钱币状湿疹，结了厚厚的壳壳，严重时出水。

刘晓雁点评：孩子得湿疹，家长最容易陷入3个误区：

1. 不用药不治疗，因为担心用药有副作用。

2. 怕起湿疹什么食物都不吃，反而最终变成营养不良。

3. 一个劲地看病，甚至跑很多家医院。要知道家长过度地关心和治疗，反而对孩子幼嫩的皮肤是一种刺激，尤其是各种各样的偏方，也不管适合不适合，拿来就给孩子涂用。结果就不可避免地走入了一个误区：湿疹——炎症——红肿破溃。因为孩子皮肤本来就已经出湿疹了，你还不停地刺激它，不是越"治"越重了吗？

见到刘主任，抹了一脸油

实在没有办法，挂了首都儿研所儿童医院皮肤科刘晓雁主任的号，刘主任仔细察看了宝宝全身，说："你家宝宝的湿疹是干出来的。"接

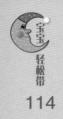
下来精彩了，大家注意听，这就是我要说的小秘密了——刘主任从桌旁边拿了一大管润肤霜，我一看，这个我用过，没效果还更严重。刘主任笑着说："那肯定是你没用对。"说着，她挤出来一些放在她掌心里，一下全抹在了我家宝宝的小脸上。刚抹上去的时候完全看不到皮肤了，白茫茫的一片，就像是用来洗澡似的。

刘晓雁点评：涂润肤霜是治疗手段的一种，是为了恢复皮肤的属性。孩子的皮肤都已经很干、很粗糙，甚至裂了，这时候，不论是止痒药还是润肤霜，量太少都起不到保湿的作用，所以大夫才会给孩子抹得很多。家长们自己给孩子抹时也要量多一点，然后不是只糊在脸上就可以了，还要耐心地一点一点把油揉进皮肤里，又能润肤，又不至于很油。

皮肤像道墙，滋润是第一

刘主任说，没事就给孩子抹润肤霜，一天至少六七次吧，而且由于现在是在治疗问题皮肤，千万不要以我们洗完澡以后抹的量来想象，而是要大量。

我总结了一下，就是多抹。然后刘主任给我开了 20 个硅霜，让我给孩子润肤。也给我家宝宝开了外用的药膏，我问她是先抹药还是先抹硅霜，刘主任说，你一定要记住，滋润是第一步的，抹药只是辅助，千万不要弄反了。

刘晓雁点评：治疗的同时一定要润肤，尤其是在北方。我经常拿砌墙作比喻，当墙表面出了问题，和点水泥（润肤霜）可能就修好了。而不是把整面墙拆了再重建（用药）。孩子出了湿疹，不是用药物再去刺激它，而是要通过润肤和适当用药，来恢复皮肤的正常功能。

专家提醒：

在冬春季干燥季节，因为孩子皮肤适应能力差，湿疹会表现得以皮肤干燥为主，所以在治疗的同时还要润肤。如果在潮湿闷热的季节，皮肤的干燥程度会有所缓解，过敏体质的孩子症状会有所减轻，这时家长不要自行给孩子过度润肤，要在医生的指导下润肤。

（北京市朝阳区　甜甜妈）

宝宝防痱有 **3** 招

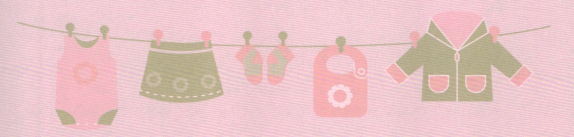

 受访专家

北京中医药大学东方医院儿科中医临床诊疗中心主任　王素梅

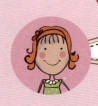

宝宝夏天爱起痱子，如何去痱最有效？
调饮食、勤洗澡、少用痱子粉，三管齐下。

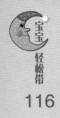

少吃油腻和甜食

湿热体质的胖宝宝和急脾气的宝宝最爱出痱子，如果油腻、煎炸、甜食吃得太多，更容易令体内积蓄湿毒，在燥热的环境下湿毒溢出皮肤表面，便会出现皮肤瘙痒、痱子等皮肤不适症状。因此，胖宝宝要多吃清凉、败火的蔬果，如黄瓜、青菜、绿豆等。

搽痱子粉别过量

别以为洗完澡给宝宝搽上厚厚一层痱子粉就万事大吉了，其实痱子粉只是所含的薄荷成分能给宝宝带来暂时的清凉感觉，并不能彻底防痱子。痱子粉只要轻轻扫上一些就可以，用得过多，反而会由于大量汗液与痱子粉融合在一起阻塞毛孔，使汗液和人体代谢产物不能顺畅排出体外，更容易生痱子。

马齿苋煮水防痱效果好

别小看田间路边随处可见的鲜马齿苋，它清热解毒的功效非比寻常。采些新鲜马齿苋煮水给宝宝洗澡，具有很好的防痱、祛痱效果。如果痱子比较严重，已经出现了痱毒，可以直接用棉签蘸取马齿苋的原汁在红色丘疹表面擦拭，既安全又有效。

（《健康时报》记者　井　超）

娃娃手脚脱皮有3原因

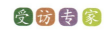

受访专家

湖南省儿童医院急诊科　谢伦艳

　　豆豆快3岁了，从1岁时她的脚趾头和手指头就开始脱皮，她还总说腿痒、胳膊痒。豆豆妈以为是衣服的原因，就把女儿的衣服全换成棉的，但还是没有什么效果。

　　湖南省儿童医院皮肤科主任医师汤建萍说，很多小朋友都和豆豆一样会有手脚脱皮的现象。

　　第一，要考虑的是过敏反应引起的湿疹，医学上称作"肢端皮炎"，春、秋、冬三季尤为常见。

　　第二，孩子过度玩水，或者家长给洗得太勤，就会造成皮肤干燥，导致脱皮。

　　第三，经常接触粗糙的玩具或碱性物质，也会刺激皮肤引起脱皮。

　　爱脱皮的宝宝，家长在护理上应该注意，平日让孩子使用油性大的滋润霜或用鱼肝油、维生素E(外用涂抹)护肤，避免皮肤干燥、皲裂。若脱皮问题仍得不到缓解，可以在医生的指导下，让孩子用一些激素类的药物。

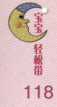
手足口病
会潜伏

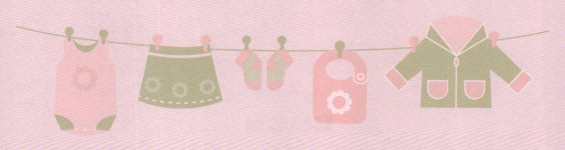

　　发烧、咽痛、嘴里有疱疹……心急火燎地到医院，医生说是疱疹性咽峡炎，还好不是吓人的手足口病。可是医生又说了，这两天得密切注意孩子的臀部、手足部是否会有疱疹出现，因为，咽峡炎有时候就是"潜伏"的手足口病。

　　浙江省台州医院小儿内科医师汪建伟说："有些疱疹性咽峡炎患儿的手心、脚心会在几天后出现疱疹，转变为典型的手足口病。因为在引起咽峡炎和手足口病的病毒中，都有同一种病毒——柯萨奇病毒。不同的是，疱疹性咽峡炎患儿是在咽峡部、口腔、牙龈和面颊出现疱疹；而手足口病患儿则是在手、足、臀部、会阴部等处出现疱疹。"

　　汪医生建议儿童平时要多洗手，注意饮食卫生。室内要做到多通风，勤消毒。已经感染咽峡炎或手足口病的患儿应减少外出，不要去幼儿园。

（《健康时报》特约记者　李沂航）

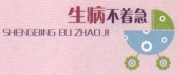
有动静宝宝
睡得更香

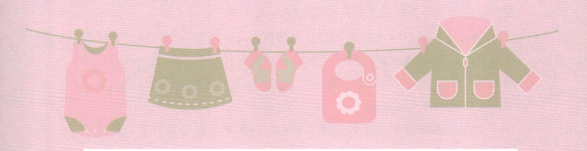

受访专家

北京大学第一医院　南亚华

　　宝宝刚出生，新爸爸和新妈妈就会发现，有一点儿声响，宝宝就会表现得一惊一乍的。于是，大人们赶紧把房间里弄得静悄悄的，生怕再吓着宝宝。

　　其实，新生宝宝需要有声的环境，周围如果有点儿动静，他会睡得更安稳。刻意营造出来的过于安静的环境，反而不利于新生儿听觉神经的发育，进而影响到语言的发育。

　　生活中的有声环境本身是很柔和的，走路声、开关门声、刷洗声、扫地声、说话声，以及室外的汽车声、风雨声……这些都会给宝宝听觉以柔和的刺激，促进听觉的发育。你有没有发现，往往家中人员嘈杂、畅快聊天的时候，一回头，宝宝已经睡得非常香甜了。

新生儿尤其喜欢妈妈的声音，他们还喜欢听高调但不尖锐的声音，因此，父母和宝宝谈话时可以适当提高声调。

还可以给宝宝提供各种吹塑捏响玩具、音乐盒、摇铃棒、拨浪鼓、风铃等。在宝宝睡醒时，在宝宝耳边经常轻声细语、摇动玩具，引导宝宝转头寻找声源。还可拍拍手、学小猫、小狗叫等逗引宝宝发音，以促进宝宝听觉和语言的发展，体会到与父母感情的交流。

至于家长们担心的新生儿的"惊跳"反应，如果妈妈们做一下试验就知道了，轻轻碰宝宝任何一个部位，宝宝的反应几乎都是一样的，四肢伸开，并很快向躯体屈曲。所以，"惊跳"是新生儿的正常生理现象，并不是听到声音后被吓到了。

当然，宝宝的听力发育需要温和的有声刺激，但对大声的环境噪声还是很害怕的，这一点家长要注意。最好养一些植物，既可绿化、净化环境，又可吸收、疏散和消除噪声。

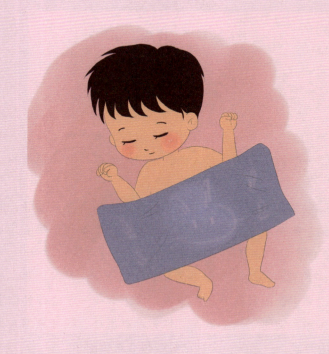

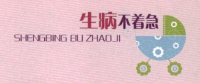
别逼宝宝自己睡

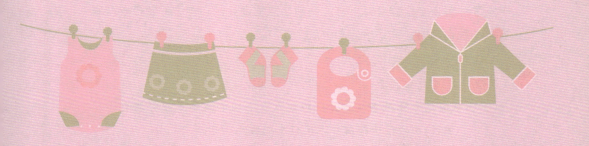

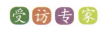

受访专家

上海儿童医学中心发育行为儿科副主任医师　江　帆

　　中西方家长培养孩子睡眠习惯的方式不一样，建议中国家长，不一定全盘照搬西方家长要求孩子早早独睡的方式。

　　婴幼儿要不要与父母同睡、几岁开始独睡，其实没什么定论。以前条件不好，中国小孩都和父母一起睡。现在生活好了，很多孩子一出生，家长就让他在自己的小床上独睡，从小也就习惯了。

　　以上这两种情况都还好，最怕的是有的家长，在宝宝婴儿期时特稀罕，天天搂着睡，突然有一天看了育儿书、听了别人的经验，于是要求孩子开始一个人睡，孩子当然很难立刻接受。

　　其实，道理挺简单，培养孩子的独立性是西方人一贯的原则，渗透在生活中的方方面面，除了独自睡觉外，还有独自吃饭、自己穿衣，直到长大后可以独自决定自己的发展方向。

但国内家长正处在一个各种文化相互冲击的时期，往往只追求表面做法，白天还是传统育儿，一到晚上就要求孩子独立，这很容易让孩子对父母的做法不知所措，其实不利于身心发展。

而且，在早期，父母和孩子同睡可以增进家长与孩子间的感情。但一定要注意安全，翻身时小心勿使被子盖住婴儿的口鼻，导致孩子窒息。当孩子独自睡时，床边一定要有安全护栏。

链接：1/4 儿童睡眠有问题

全国儿童睡眠医学研究协作组在 8 个城市做的 3 万份调查样本显示，有 1/4 的孩子存在着不同程度的睡眠问题。

孩子发育慢、注意力不集中、多动、肥胖等都可能与睡眠有关。打呼噜是儿童睡眠障碍中最常见的症状，上海儿童医学中心五官科门诊中 1/3 左右的儿童，因为腺样体和扁桃体肥大、鼻炎等出现打呼噜症状，需手术治疗。

（夏 琳）

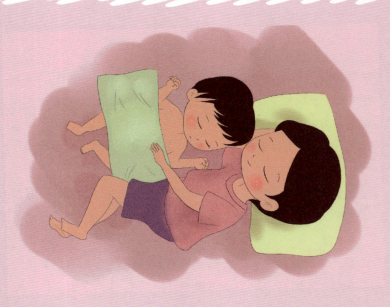

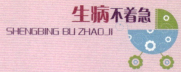
孩子睡不好，
赖家长

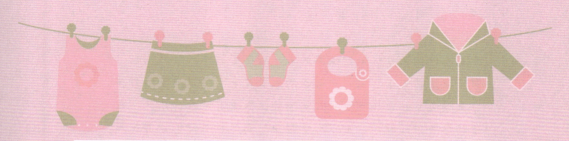

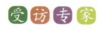
受访专家

东南大学附属中大医院儿科教授　唐洪丽

家长责任一：孩子白天睡太多

10个月大的冰冰喜欢白天睡觉，但到了晚上则是活蹦乱跳，不肯睡觉。究其原因，就是因为妈妈从几个月前开始，为了白天做家务，于是有意识地让冰冰白天多睡几次，结果把孩子的睡眠节律打乱了。

专家点评：婴幼儿的睡眠时间一般为15～18个小时，一旦达到了这个睡眠时间，孩子往往就不会再睡觉。孩子白天大部分时间在睡觉，晚上自然睡不着。因此，家长要注意不能颠倒了宝宝的睡眠节律。晚上是生长激素分泌最旺盛的时候，错过了这个时间段，势必影响孩子的生长发育。

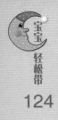

家长责任二：怕饿深夜勤喂奶

一名 1 岁左右的宝宝因为发育迟缓来就诊，专家问诊后发现，因为担心宝宝晚上吃不饱，他的妈妈总会在晚上将宝宝叫醒，喂两次奶水。现在孩子一到固定的时间，就会自己醒来。

专家点评：父母机械的喂养方式，破坏了孩子的睡眠周期，影响孩子的睡眠质量，而孩子的生长发育与睡眠质量的好坏有直接关系，自然就会引起宝宝的生长发育滞后。因此，孩子睡得香甜的时候，千万别吵醒他，而应该尽量保证其夜间的充足睡眠。

家长责任三：太讲究睡眠卫生

小刚晚上睡觉总是会流口水，父母担心口水流到枕头上，就在枕头旁放条毛巾，结果孩子睡眠不宁，乱蹬乱踹，毛巾堵塞其口鼻，险些发生窒息。还有的家长总是担心孩子会踢被子，将孩子裹在一个睡袋里；有的家长生怕孩子晚上着凉，又担心声响会影响孩子，所以将门窗紧闭；有的家长担心孩子怕黑，会开着台灯给孩子作伴……

专家点评：家长总是"好心办坏事"，本来孩子睡得挺好，偏偏家长担心这个考虑那个，折腾来折腾去，说是为了孩子睡觉好，其实反而严重地打扰了宝宝的美梦。儿童睡眠卫生障碍是每一个家长需要关注的问题，要尽量保持卧室的空气流通，孩子的睡衣尽量宽松，被子不要太重，不要开夜灯，抱枕、毛巾等物品要远离睡眠中的宝宝。

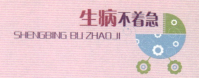
家长责任四：看电影玩电脑

5 岁的阳阳前段时间与父母去电影院看电影，回来一周就表现为入睡困难，每天要到 11 点以后才能入睡，而且经常会睡不宁，搞得家里人都很累。

4 岁的青青每天晚上都要和爸爸妈妈一起玩电脑游戏，结果现在入睡困难，而且半夜里会突然坐起，不自主地乱窜。

专家点评：孩子入睡前应有个良好的睡眠氛围，玩电脑，打游戏、看恐怖片，或者临睡前讲一些惊险探秘的故事，这些都会导致儿童过度兴奋，导致夜惊、遗尿、磨牙等。所以，睡前最多让孩子听听轻音乐，讲一些令人轻松安静的故事。而且家长自己也不要睡得过晚。

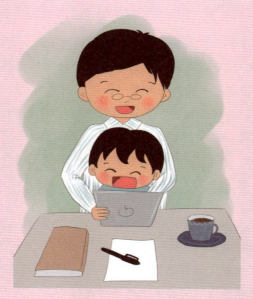

（《健康时报》特约记者　杜　恩）

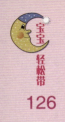

睡不好、闹肚子怎么办?

北京朝阳医院针灸科　谢衡辉

　　睡不好、闹肚子怎么办? 这时候在小宝宝的指尖和脚后跟的四肢末端，就能找到解决办法。

　　3 岁以内的孩子晚上大多爱哭闹，睡眠不宁。这个时候，家长可以掐一掐孩子的中指尖。因为双手的中指尖上有一个中冲穴，是手厥阴心包经的一个穴位，孩子哭闹、睡不好都说明心火大了。掐中冲穴 7~8 下，每天 3~5 次即可，具有苏厥开窍、清心泄热的功效。

　　孩子出现了轻微的腹泻，家长不妨捶一捶孩子的脚后跟。

　　首先，沿着孩子的脚后跟按摩，摸到痛点 (这个痛点就是止泻点)，然后用拳头捶上 10~20 下，每天 3~5 次即可。脚后跟属于肾经，肾主水，在调节体内水液平衡方面起着极为重要的作用。如果腹泻次数多了，肾就会把多余的水分代谢掉，捶脚后跟则可以增强肾脏的新陈代谢作用，从而腹泻也就逐渐止住了。这个方法适合 8 岁以内的孩子，甚至对于成人腹泻也有用，方法是：使劲跺跺脚后跟，每次 7~8 下，每天 3~5 次，效果很不错。

　　链接: 增强记忆按百会穴：百会穴位于孩子头顶最高处正中间，家长用拇指指腹轻轻按揉此穴，每天 30~50 次。百会穴不但具有安神补虚的作用，而且可以健脑益智，增强记忆力。需要注意的是，1 岁以上的孩子使用比较安全，如果孩子囟门闭合不全则禁用此法。

(许晓华)

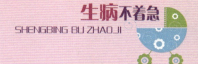

5岁后可以 不睡午觉

好多孩子天生觉少，尤其是午睡，哄到下午两点他还精神饱满，上了幼儿园也成了班上的"老大难"，自己不睡也影响别的小朋友，家长因此很犯愁，专家说，孩子5岁以后不午睡也罢。

上海交通大学附属上海儿童医学中心儿童保健科副主任江帆说，不可能所有的孩子每天都能按照家长心中的标准睡够8个小时，只要精神集中，胃口好，行为和情绪都正常的话，就没必要硬性规定。孩子5岁后就没有午睡的必要了，应该慢慢地让孩子适应上学后的作息时间，甚至爱睡觉的孩子也要适当减少午睡时间。

事实证明，从幼儿园转到小学，很多小孩不习惯，其中有一条就是因为中午没觉睡了，下午上课没精神。

但有一点需要强制，晚上入睡时间最好不超过9点。

关于孩子的睡眠习惯，江帆补充道，不同年龄阶段的婴幼儿存在不同程度的睡眠障碍：0～3个月的婴儿容易昼夜不分；2～3个月的婴儿更易"闹黄昏"；6个月～2岁前后，则表现为"作困"等现象，也有点类似闹觉，但是时间不一定在黄昏，有的宝宝还易出现惊厥；3～6岁的儿童最常见的是打呼噜。

江帆说，妈妈在怀孕期就应该养成早睡早起的生活规律。

闹觉的问题，其实绝大多数孩子都有，医学上称为"睡眠启动依赖"。家长可以尝试"消极应对法"，孩子闹一会儿就会安静下来。尤其是当孩子半夜醒来，家长不要一有动静就抱起来哄，这样只会让孩子产生越来越重的依赖性。可以俯身拍拍孩子，轻声地哄一哄。

（《健康时报》特约记者　夏　琳）

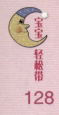

儿童中耳炎：
耳朵不疼更麻烦

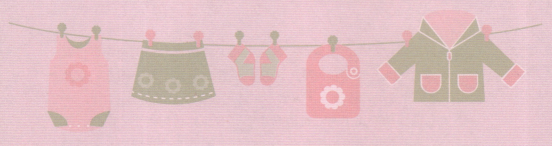

受访专家

东南大学附属中大医院副主任医师　黄志纯

　　2～5岁的孩子得中耳炎有个特点，先说耳朵疼，后来又不疼了，但这时往往病情已经发展到比较危险的阶段。

　　儿童特殊的生理结构，使得感冒时鼻咽部的分泌物及细菌很容易通过咽骨管侵入中耳而导致中耳炎。到了16岁发育完全后，就不容易患中耳炎了。

　　耳朵疼是因为炎性分泌物刺激鼓膜，当鼓膜穿孔，分泌物由通道流出，孩子耳朵就不感到疼痛了，这时候反而易被忽视，贻误治疗。

　　　　　　　　　　　　　　　　（《健康时报》特约记者　杜　恩）

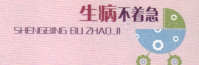

语言障碍有 **5** 表现

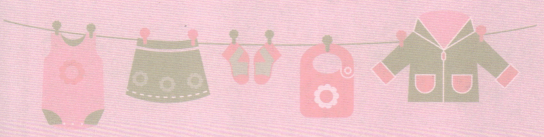

受 访 专 家

中南大学湘雅二医院　吴 明

　　正常的孩子到两岁时已经能通过简单的语言来表达自己的意思，与父母及亲近的人进行沟通交流了。

　　如果发现你的孩子有以下症状时，应该引起警惕，孩子有可能患了语言障碍，需要去看看医生了。

　　1. 过了1岁，还只能发元音，如 α、o、e 等。

　　2. 超过两岁还不会说话。

　　3. 超过3岁说话还不能连成句子。

　　4. 超过5岁，把难发的音换成易发音，还有不少造句错误，语言不流利，语言节奏、速度和抑扬都表现得异常。

　　5. 孩子说话吃力，感到为难，而且能自我意识到。

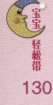
鼻子不通气，办法有不少

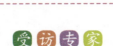

受访专家

山东日照市人民医院　桑孝诚

　　鼻塞直接影响到宝宝的呼吸及吃奶、睡觉、情绪，甚至发育，介绍一些简单的处理方法供家长借鉴。

　　吸鼻器加清洗，可以清除鼻黏膜的过敏原，1岁内的宝宝勿用。

　　按摩鼻翼两侧，可以改善血液循环，减少鼻腔黏膜充血及水肿。

　　抹红霉素眼膏，如果鼻黏膜太干燥或鼻腔受伤，可涂抹红霉素眼膏保护，也有润滑功效。

　　用棉花棒清除，鼻屎过多所造成的鼻塞可用棉花棒蘸水清除，也可清除一些过敏物。

　　吸入蒸气润鼻，可使鼻腔湿润消肿，需避免太热伤及宝宝。

　　用热毛巾敷鼻，可以缓解鼻塞。

　　改变一下体位，这种方法适用于婴儿，婴儿鼻塞时，常哭闹不停，这时可将婴儿竖直抱起，使其安然入睡。

　　适当药物治疗，小儿鼻塞明显可用0.5%麻黄素滴鼻液、呋喃西林麻黄素、磺胺二甲嘧啶麻黄素、地塞米松麻黄素等，睡觉前点鼻。

鼻子堵了有3招

受访专家

山东日照市人民医院　桑孝诚

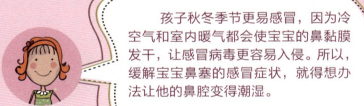

孩子秋冬季节更易感冒，因为冷空气和室内暖气都会使宝宝的鼻黏膜发干，让感冒病毒更容易入侵。所以，缓解宝宝鼻塞的感冒症状，就得想办法让他的鼻腔变得潮湿。

蒸汽浴

带宝宝到浴室里，打开热水喷头，关上门，让他在有水蒸气的房间里待上15分钟，或者干脆洗个温水澡。

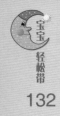

薄荷油

可以在加湿器中或者在给宝宝洗澡时加入几滴薄荷油或松树油，能减轻鼻塞；也可以给他喝点温热的洋甘菊茶。

高枕头

在宝宝枕头下塞两条毛巾，缓解鼻涕向鼻腔后部流淌。

需要特别注意的是：别给孩子服用中药麻黄或麻黄碱（通常用于缓解鼻塞），因为它们的药性变化很大。美国食品药品监督管理局认为，麻黄对成年人有较大副作用，可导致高血压、心律不齐、癫痫、心脏病和中风等。给孩子服用含麻黄的药物前一定要先咨询医生的意见。

家长需要知道，大部分孩子每年平均要感冒 6 ~ 10 次。上幼儿园或上学的孩子每年患感冒的次数能达到 12 次，平均 1 个月就感冒 1 次。要知道，宝宝手上很容易沾上某种感冒病毒，只要他把手指头伸进嘴里、鼻孔里，或者用手揉眼睛，感冒病毒就有机会在宝宝体内"安营扎寨"了。所以，不要对孩子的感冒过于担心，做好平时的预防和感冒后的护理就好了，多喝水、勤洗手。

链接：小技巧能帮你分辨孩子发烧是否缘于普通感冒。如果退烧后他跟平常一样玩和吃，多半只是感冒。如退烧后还是病快快的，可能是更重的病。

（宝宝中心专业育儿网站供稿）

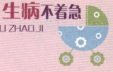
过敏性鼻炎宝宝 3 大标志

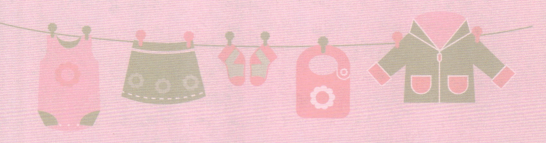

 受访专家

首都儿科研究所哮喘防治教育中心教授、

全国儿童哮喘防治协作组组长　陈育智

虽说孩子鼻子不通气、鼻涕哗啦流已经很难受了，但家长还是心存侥幸——就算生病也最好只是普通的感冒，可别是麻烦的过敏性鼻炎。

在这样忐忑的心理作用下，家长总是被迫做着一道复杂的"分辨题"——感冒和过敏性鼻炎的区别。这里给迷惑的家长列出分辨标准。

首先，过敏性鼻炎的小孩有 3 大标志：

喜欢揉鼻子，揉完后手往外一扬，这个姿势被形象地称为"过敏性敬礼"；

喜欢抽鼻子，加上揉，鼻梁上就会长出"过敏性皱褶"；

鼻子经常堵，会影响眼睛周围的血液循环，还有些会合并过敏性结膜炎，只好揉眼睛，这样眼圈就会发黑，叫作"过敏性眼圈"。

其次，过敏性鼻炎的 4 大典型症状是：

打喷嚏、流鼻涕、鼻痒、鼻塞，但不会发烧。如果你确定孩子没有与感冒患者的接触史，没有精神不好，而且经常清晨醒来，发生不明原因的鼻痒、鼻塞，接着连续打喷嚏伴流清涕，就有可能是过敏性鼻炎。

最后，很好区别的一点是：感冒一般有几天的恢复周期，而过敏性鼻炎只要一喷药，马上就好。不过，孩子处于过敏期时易被感染上感冒，同样，感冒也容易诱发鼻炎过敏，这些交叉感染的情况也很普遍，需要医生明确诊断。

家长很关心宝宝的过敏性鼻炎会不会发展成过敏性哮喘。陈育智教授表示，与正常小孩比，小时候患皮炎、鼻炎的孩子，发生哮喘的概率的确更高。普通炎症和哮喘都会咳，但普通炎症引起的咳嗽常发生在躺下和早上起床时；而半夜咳嗽或剧烈运动后咳嗽、经常不明原因地气喘则很可能是哮喘。

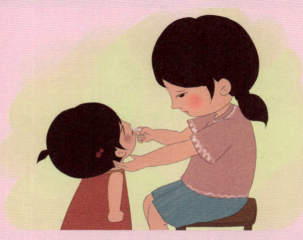

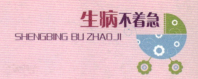
还要提醒家长们注意：

随便忌口得不偿失

很多家长关心过敏的小孩饮食上有什么注意事项。陈教授说，中国小孩食物过敏的比例并不高，有些即使小时候过敏，三四岁以后随着肠胃和免疫功能的改善，就可能好转。随便给小孩忌口，影响了营养摄入和发育很不值得。

抹肤乐霜前先泡澡

适当保湿对预防过敏有好处。对于皮肤过敏，不建议长期使用肤乐霜（儿研所特制的治湿疹药物），在使用前，最好用温水（切勿水温过高）把皮肤泡 20 分钟，然后轻轻擦干，抹上润肤霜，再抹肤乐霜，这样效果最好。

北京需防蒿草过敏

在北京花粉过敏的孩子通常都是对蒿草的花粉过敏。大家印象中蒿草是长在郊外野地里的，在城市中则疏于防范。其实，很多老房子的屋顶上就长着不少蒿草，还有一些公园的小草坡上也有，家长要格外留心。

四季过敏先怀疑螨

季节性过敏较容易区分过敏原，如果一年四季都过敏，首先要怀疑螨虫。应带孩子去医院查过敏原，一旦确认，过了 4 岁可以舌下含服脱敏药治疗，5 岁以上可采用注射脱敏治疗。

（吴润果）

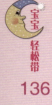

尘螨喜欢藏在地毯里

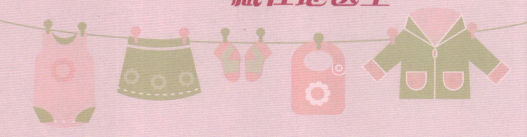

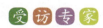
受访专家

广州市妇儿医疗中心耳鼻喉科副主任医师　温瑞金

过敏性鼻炎是儿童常见病，主要由过敏原引起，过敏原分为吸入物，如屋内尘土、花粉、羽毛、螨、棉絮等；食入物，如蛋类、奶类、鱼类；接触物，如油漆、化妆品等。

家有过敏性鼻炎的小儿，就得在家庭装饰方面注意细节。

1. 使用防螨被罩、被单，减少螨的来源。

2. 地毯是尘螨的良好栖居地，所以患儿家里别铺地毯。可以铺光滑的地板，既减少尘螨栖居也容易将其吸除。

3. 绝缘地板（如橡胶木）可以减少底层地板的温度和空气流通。

4. 少用杀虫剂，杀虫剂能杀死所有的昆虫，包括尘螨的天敌。

（《健康时报》特约记者　马　军）

哭声越大
洗鼻效果越好

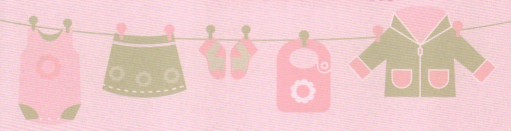

　　医生最怕孩子哭，再熟练的技术也可能在哭闹声中败下阵来。在东南大学中大医院儿科，用新方法正在给鼻炎患儿洗鼻子的王凤霞护士，还盼着小家伙们哭得大声点。她说，哭叫声越大，洗鼻子的效果越好。

　　王护士一边给一位3岁的小朋友鼻腔里滴入生理盐水，一边将鼻腔内的分泌物吸出。她说，孩子哭叫时，咽喉部运动会堵住咽部通路，这样滴入的生理盐水就只得进入另一侧相通的鼻腔，达到清洗整个鼻腔的目的。如果鼻咽部连接畅通，孩子很可能将滴入的生理盐水咽到肚子里，这样就没法对鼻腔清洗软化了。

　　所以在给患儿清洗鼻子时，越小越闹的孩子，护士操作得越顺利越彻底；反而八九岁的大孩子，不爱哭也不能持续地发出"啊"声，护士操作有困难。

　　这种有意思的治疗方法，其实很简单，就是洗鼻子，是东南大学附属中大医院儿科专门针对幼龄儿童推出的。

　　春天，空气中的花粉、粉尘也多了，再加上冷暖交替感冒高发，儿童鼻窦炎、鼻炎也高发。用特殊的仪器为孩子冲洗几次鼻腔，就能有效缓解鼻塞。

　　儿科李海浪主任医师介绍说，洗鼻已成为世界卫生组织针对过敏性鼻炎防治方案推荐的方法。使用生理盐水，操作简便，可避免长期使用抗生素等药物，特别适合5岁以下幼儿。鼻炎急性发作时连续洗3次，症状就能明显改善。

（《健康时报》特约记者　杜　恩）

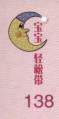
急性喉炎，留意两个时间

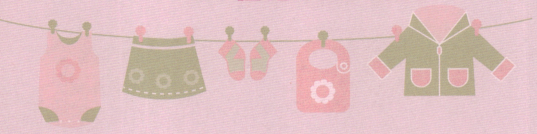

 受访专家

南京市妇幼保健院儿科主任　邱玉芳

　　这些天小儿急性喉炎发病率在逐渐上升。这种病来势凶猛，一旦发现孩子出现像小狗叫一样的声音或"吭吭"样的咳嗽，要马上带孩子到医院。

　　急性喉炎常见于5周岁以下的儿童，小儿喉软骨十分柔软、喉腔窄小，感染后软组织可显著肿胀，加之小儿抵抗力弱，咳嗽反射差、力量不强，不易将痰液咳出，从而加重呼吸困难，出现危险。

　　如何区分感冒咳嗽和喉炎？小儿喉炎有两个突出的特点：一是夜间病情加重，宝宝睡眠时喉部肌肉松弛，分泌物容易阻塞喉部；另一个是起病后三天咳嗽加重，宝宝免疫功能较弱，感染往往从喉部向下蔓延到气管、支气管、肺脏等。

　　预防主要还是注意保暖，多运动，增强体质。

（《健康时报》特约记者　孔晓明）

宝宝用眼 4 注意

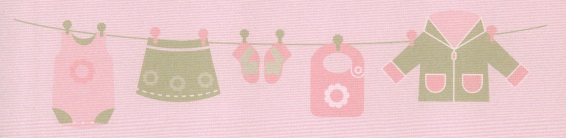

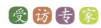

湖南省儿童医院新生儿二科　李小花

很多妈妈喜欢在小宝宝的床栏中间系一根绳，上面挂一些可爱的小玩具。因为宝宝多是远视眼，如果把玩具放得特别近，宝宝要使劲调节眼睛才能看得见，这样时间久了，宝宝的眼睛较长时间地向中间旋转，就有可能发展成内斜视。

妈妈应该: 把玩具悬挂在围栏的周围，并经常更换玩具的位置和方向。用玩具逗宝宝时，不要把玩具放在离眼睛太近的地方。

异物进入眼里，会出现怕光流泪、不敢睁眼等现象。此时，父母千万注意不能让宝宝用手揉眼睛，否则不仅异物出不来，反而会擦破角膜上皮，使异物嵌入角膜，引起细菌感染。

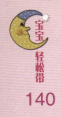

妈妈应该： 轻轻提起宝宝眼皮，反复几次，使异物随着眼泪的冲洗自行排出。

和宝宝一起看书是好事，但不要让宝宝用眼过度，尤其是睡前。

妈妈应该： 一般每次阅读的时间不应超过20分钟，经常使宝宝向远处眺望，引导宝宝努力辨认远处的一个目标，这样有利于眼部肌肉的放松，预防近视眼。

噪声能降低人眼对光亮度的敏感性，还能使视力清晰度的稳定性下降。

妈妈应该： 宝宝居室里要注意环境的安静，不要摆放高噪声的家用电器，看电视或听歌曲时，声音别太大。

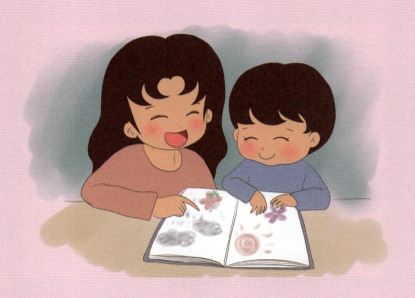

英国：5岁要戴太阳镜

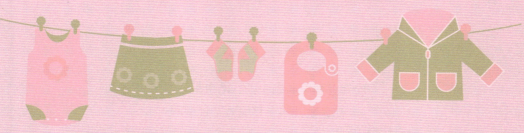

英国的专家正在督促家长，孩子出门前尽量给他戴上太阳镜。

英国眼护理基金会的研究发现，由于儿童的瞳孔较大，水晶柱状更清晰，因此，紫外线进入儿童视网膜的容易程度，比成人要高出70%。

据英国《每日邮报》报道，英国验光学院的弗朗西斯科·玛切蒂女士说："在澳大利亚的一些小学，学校是强制规定学生在操场上活动时必须要戴太阳镜的。在孩子5岁时，人们是看不出孩子眼睛受伤的，不过，当他们到了50岁，而不是65岁，就可能发展成白内障；到了60岁，而不是75岁，就会患老年黄斑变性。"她说："所有的研究显示，这种伤害是在18岁之前就埋下的隐患。"

虽然黑色的虹膜具有抵挡大部分紫外线的功能，但黑眼睛的人也无法免除紫外线伤害的危险。所以中国的宝宝们，也最好备一副太阳镜或者至少准备一顶有帽檐的太阳帽。实践表明，戴有帽檐的帽子可减少进入眼睛的一半的紫外线。

专家还说，多吃富含叶黄素的绿叶蔬菜，如菠菜、羽衣甘蓝、绿豆、甜玉米、鸡蛋黄等，也对保护孩子的眼睛有益，这些食物将过滤掉照射到眼睛后部有害的蓝光，起到天然太阳镜的作用。

专家提示：紫外线对眼睛的伤害在下午尤为严重，因为这时的阳光不会直接照射头顶，光线会更直接地照射到眼睛。所以，下午出门的宝宝更要注意眼睛防紫外线。

（蒋建平　编译）

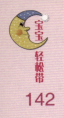

防鹅口疮，
碱水洗餐具

全军儿科中心副主任、南京军区福州
总医院儿科主任医师　任榕娜

　　鹅口疮是由白色念珠菌感染引起的口腔黏膜炎症，以前认为新生儿口腔中的念珠菌主要来自母亲阴道，现在看来，该病更多的是由于奶嘴消毒不彻底、孩子爱咬手指、母乳喂养时妈妈的乳头不清洁、宝宝餐具不注意清洁，使霉菌侵入患儿口腔黏膜，引起感染。

　　特别是在安抚奶嘴的使用上，几乎所有的研究都认为其与婴幼儿口腔念珠菌携带率、携带量及鹅口疮的发生高度相关。

　　鹅口疮多发于牙龈、颊舌、软腭及口唇部的黏膜上，可见大小不一、数量不等、斑点状的乳白色假膜，不易被擦掉。严重的鹅口疮患儿，口腔内犹如白色雪花层层叠叠，壅塞咽喉。

　　还好鹅口疮比较容易治疗，主要是用碱性药物及制霉菌素局部治疗。治疗中还可以给患儿补充些维生素B2、复合维生素B等，多进食容易消化吸收、富含优质蛋白质的食物，适当地为小儿增加动物的肝脏、瘦肉、鱼类以及新鲜的蔬菜水果等富含维生素B和维生素C的食物供应。让宝宝用温开水漱口，以防鹅口疮复发。

　　预防方面，首先应保持餐具清洁，奶瓶、碗勺使用后用碱水清洗并煮沸消毒。碱水的主要成分是碳酸钠和碳酸钾，有去污和杀菌功效。妈妈每次喂奶前应先洗手，清洁乳头。还要控制安抚奶嘴的使用，研究表明，水煮消毒安抚奶嘴对口腔念珠菌携带率没有影响。

（《健康时报》特约记者　吴　志）

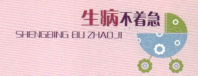
6成宝宝牙不齐

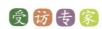

受访专家

北京口腔医院正畸科主任、主任医师　厉 松
浙江杭州口腔医院常务副院长、正畸中心主任、主任医师　林新平

我国小宝宝的牙齿错颌畸形发病率在 60% 左右。这是北京口腔医院正畸科主任厉松公布的最新流行病调查数据。

这中间，最多见的是牙不齐，比较严重的还会出现咬合的错乱。厉松主任说"除去遗传、怀孕期刺激等先天因素外，很多错颌畸形都是后天形成的。不少儿童常见的不良习惯，都可能影响牙齿以及颌面部的正常发育。"

比如咬手指头，宝宝两三岁以前还属于正常生理活动，但如果四五岁以后还经常咬，家长就要注意纠正了。另外，孩子换牙时喜欢舔长出来的新牙，也会影响牙齿正常生长，出现咬合错乱。经常伸舌头，咬嘴唇，咬异物（如筷子、笔头等），这些习惯性的小动作都可能造成牙齿畸形。孩子长时间地单侧嚼食，也会引起面部左右不对称。

杭州口腔医院常务副院长林新平教授提醒大家："不要认为小孩乳牙迟早会脱落，就不注意保护，乳牙的问题也会引起牙齿错合。"咬合错乱会影响颌骨发育，错颌畸形的类型很多，牙齿拥挤、间隙过大、咬合错乱、颌骨畸形都是其表现形式。但有些问题发生在口腔内部，常不易发现，家长对这些不要掉以轻心。

所以，家长最好每年带孩子去口腔专科医院接受一次常规检查。10 ~ 14 岁牙齿基本换完，是进行矫正的最好时期。

（吴润果）

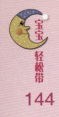
牙齿长洞，鼻子老流脓

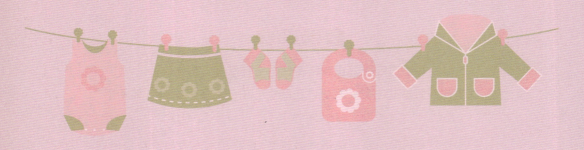

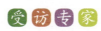

受访专家

郑州市口腔医院口腔科主任　李路平

　　彤彤经常头痛，右鼻孔流脓鼻涕。医生说是鼻窦炎，为她排脓、输液后有所好转，但两三个月后又会犯病，孩子痛苦不堪。经检查，发现彤彤的右侧六龄牙患有慢性根尖炎，彻底治疗后，鼻腔不再流脓。

　　彤彤六龄牙几年前就龋坏了一个洞，当时只做了简单充填，病根没除，使这颗牙经常发炎。在右上颌窦处形成一个炎性包块，包块里脓液积多了就从鼻腔排出来了。

　　六龄牙在恒牙中，萌出最早、使用时间最长、咀嚼功能最强。也因此易使食物滞留窝沟，久而久之形成龋齿。最好的方法就是窝沟封闭，以 8 岁前为宜。同时还要养成好的护齿习惯。

（《健康时报》特约记者　陈锦屏）

中法宝宝
去看牙

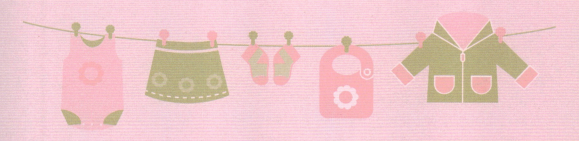

两个小宝宝，都是两岁半的时候去看牙，一个在中国，一个在法国。

中国：北京市朝阳区　王钰斌

永远难忘"小夹板"

在儿子的小白牙上发现那个大黑洞时，我的心情可以用震惊来形容。直到两岁多，我都没给他正经吃过一次糖，但这咋就冒出一颗虫牙来？

热心的同事给我推荐了口腔医院的儿科主任。那一天，孩子的奶奶、孩子的爸爸、我、儿子集体出动。主任把儿子带到了看牙的座椅上，光是让孩子乖乖躺下，就出动了至少3个人。于是，医生很无奈地跟我说："还是上小夹板吧！"

很快，儿子被一副小夹板捆在座椅上，动弹不得了，医生说，对付两岁多就看牙又不老实的孩子，只能用强制手段。后来，我遵医嘱乖乖地躲到了走廊上，听了1个多小时儿子的嚎哭。那动静，将其他诊室的人们都招出来纷纷张望出了什么事情……

煎熬过后，累出一身汗的医生对我说，儿子的小牙上足有6个小洞，也不全是因为吃糖，与遗传也有关系。但是今天补不了那么多，下次接着补吧，否则时间太长儿子承受不了。

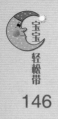

第二次，我依旧躲在走廊里听儿子哭，哭声响彻整个诊室……

牵着儿子的小手步出医院大门，正欲长长地舒一口气，就听儿子冲着一辆警车大喊：警察——快来——抓大夫！

如今儿子5岁多了，仍然惧怕看牙，惧怕一切与小夹板类似的东西！

法国：贝桑松　邢玮

第一次什么也没治

玛莎从两岁半开始了长达1年的看牙历程。

儿童牙医诊所宽大雅致，有很多儿童书和玩具。那个女医生一看见玛莎就猛夸：漂亮、个高，是个大姑娘了。

她拉着玛莎的手，把她扶上躺椅。"我们当它是滑滑梯！"说着，躺椅开始变平，玛莎滑到椅子的另一端，逗得她"咯咯"笑。又被医生拉回到顶端，正好是看牙的姿势。医生示意玛莎张开嘴。"数数你有多少颗牙齿好吗？让爸爸妈妈也知道一下！1、2……哇！已经这么多了！"

医生发现了两颗龋齿，她给我们讲了注意事项，然后——"好了！现在我们从滑梯上滑下去！今天我们数了牙齿，发现有两颗被虫子咬坏了，所以必须治疗，你愿意吗？"玛莎点点头。

然后医生说了让我最最惊讶的一句话："今天就到此为止！"

啊？什么都没有治，就结束了？医生说："我了解了孩子的情况，重要的是让她知道我们要做什么，她不会因为这个新事物而害怕。"

两天后再入诊所，医生还是先和玛莎寒暄，然后玩"滑梯"。接着教她认识并把玩了各种治疗工具。治疗时，每一步医生都会详细地给玛莎解释。

再以后的几次治疗都很顺利，玛莎已经适应了。

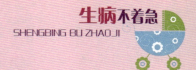
链接：宝宝刷牙小窍门（南京市妇幼保健院　吴永正）

及时更换适合的牙刷，当孩子长出第一颗牙齿时，就可以给他准备指套牙刷；长出 8～11 颗牙齿时，需更换尖形刷毛的硅质固齿牙刷；长出 11 颗牙齿以后，就可以用真正的牙刷了。

刷毛长度以下牙为准

牙刷需选择软毛的，刷毛长度不宜超过下面 4 颗门牙宽度之和。3 岁以下的孩子禁用含氟牙膏，4～6 岁的孩子需在家长监督下使用。

将牙分成 4 个区域刷

每个牙面需要刷 15～20 次，上面牙齿从上往下刷，下面牙齿从下往上刷。开始建议按上下 4 颗大门牙分成 4 个区域，分 4 次刷完，每刷完一个区域就让孩子漱一下口。

7 岁后才不需要家长帮

一般孩子 5 岁之前不能独立刷牙，5～7 岁可以晚上让家长帮着刷牙，早上让孩子自己刷，7 岁后就可以让孩子自己刷牙了。

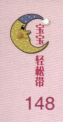

德国：
牙科备着小熊糖

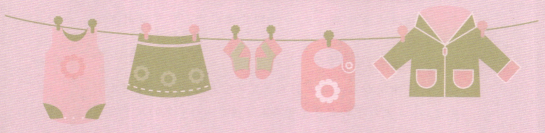

　　记得欧洲有一份关于对德国人印象的调查，其他国家的人觉得"德国人很渴，他们不停地在喝饮料！"想想老公和他周围的那些德国人，我哑然失笑，太形象了！

　　德国人热爱甜食，他们有不少于1000种甜点，饭后不吃甜点就等于用餐没有结束。在德国，再小的人类聚集点也要有这几样东西的：教堂、面包房、超市、药房和冰激凌店！如果你了解古板的德国人是多年如一日每天晚饭后都要吃个冰激凌，孩子放学路上一定要吃个冰激凌才回家，就理解这种小店存在的必要性了。

　　到德国后，我最先认识并立刻喜欢上的就是小熊糖（一种水果软糖，以小熊为造型，不含蔗糖，酸酸甜甜的）。儿科医生或一些小店都会准备小包装的小熊糖，碰到孩子哭闹或感谢惠顾了，就发一包，哪怕我刚带着孩子看完牙科。一些快餐店在德国也入乡随俗，免费提供小熊糖给小朋友。

　　但德国同样有很多保护牙齿的措施，比如我们熟悉的电动牙刷很多都是德国产的，孩子们也会定期去医院看牙。这里的牙科医生介绍说，吃糖并不是虫牙的主要元凶，真正原因是孩子吃完东西不漱口刷牙，或刷牙不彻底，任何食物残渣累积以后都会导致牙病，所以，一定记住，孩子们吃完甜食就让他喝水或漱口。

（枭 帆）

裤子穿两年，
该查矮小

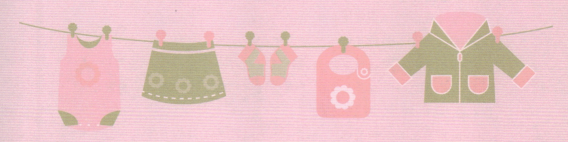

受访专家

厦门大学附属第一医院主任医师　连 群

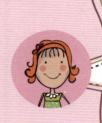

　　李强（化名）今年19岁，只有1.38米。妈妈说，都说男孩子晚长，就一直没太拿这当回事。上高中后，不少男同学开始发育，声音变粗了，胡须也长出来了，可李强还是娃娃脸。医生检查发现，李强的实际骨龄只有9岁，导致矮小的最根本原因是脑垂体发育不良。

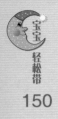

脑垂体管着人体的生长激素，促进甲状腺激素、性激素等6种激素的分泌。

刚刚过去的假期，儿科内分泌门诊最忙活。医生看到那么多错失治疗良机的矮小症孩子真是痛心，提醒家长，如果你的孩子有以下表现，要尽早到医院检查。

1. 始终比同班小朋友矮半个头；

2. 长得慢，一条裤子可以穿两三年；

3. 根据2~10岁儿童平均身高计算公式——年龄×7+70(厘米)进行计算，得出的结果就是孩子的正常身高平均数值。若孩子的身高低于平均数值5~10厘米，则属偏矮。

儿童正常生长发育有3个阶段：第一阶段为胎儿到2岁的快速生长期，第一年能长25厘米左右；第二阶段为3岁到青春期前的速度减缓期，每年长5~7厘米；第三阶段为青春期生长加速期，男孩增长25~28厘米，女孩增长23~25厘米。如果生长异常又错过了最佳治疗期，一旦骨骺闭合，治疗效果就很差。

平时孩子学业重，家长不敢请假上医院。等寒暑假时，三四个月过去了，孩子若骨骺闭合生长空间就很小了。一般女孩子11岁后来月经、男孩子13岁后变声是正常的，早于这个年龄就要警惕。

（《健康时报》特约记者　高树灼）

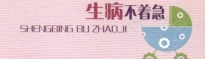
判断孩子矮小：抓住4岁这一年

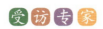

解放军总医院内分泌科主任　陆菊明

　　给家长们提供一个参考标准：判定儿童矮小有一条黄金分界线，就是4岁。因为不论男童还是女童，在4岁左右其体内长高激素、甲状腺素已基本形成，饮食、睡眠习惯逐渐形成，从身材上也可以看出是否存在着缺陷，这些条件对今后的生长发育都起着决定性的作用。

　　因此，如果孩子到了4岁，身高比其他孩子矮5厘米左右，家长就应赶紧带他们上医院检查。检查和治疗矮小症应前往儿科内分泌科，只要在骨骺闭合前及早治疗，矮小儿童是有希望达到正常身高的。

　　当然，家长最好在孩子一出生就密切关注他们的身高，特别是父母身高都不很理想，或者有身高特殊意愿的孩子。婴幼儿0~1岁时，如果比其他孩子矮25厘米，1~2岁比其他孩子矮10厘米，两岁后比其他孩子矮5厘米，也应尽快去医院就诊。

　　目前，我国由于生长发育迟缓造成的身材矮小者超过800万，且每年还在以16.1万人的速度递增。

　　给孩子们推荐几种特别有利于身高增长的运动：跳高、跳绳、打篮球、打排球、跑步、做单双杠、做引体向上、跳健身操、游泳等。

　　运动会刺激垂体分泌生长激素，促进骨骺骨细胞的生成，使干骨生长，使骨密度增高。经常科学运动，能使肌肉体积和肌肉质量增加，从而提高肌肉的运动速度和耐受力。同时，运动会消耗摄取的多余热量，使身体中的脂肪控制在合理范围。

（《健康时报》记者　魏雅宁）

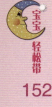
矮半头，
就是矮小症

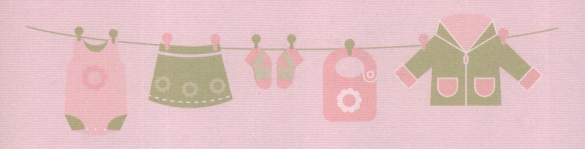

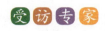

受访专家

山西省儿童医院内分泌遗传代谢科主任医师　宋文惠

　　给家长们推荐一个自测孩子矮小的办法：如果宝宝比同年龄、同性别正常发育的小朋友矮半头或更多，那就是属于矮小或发育缓慢。

　　另一个办法是，通过身高生长速度来判断。新生儿是 50 厘米左右，1 周岁时 75 厘米，两周岁时 85 厘米左右，两周岁到青春期每年长 5~7 厘米，生长速度低于 4 厘米 / 年的儿童可判定为矮小。

　　遗传因素、营养状况、生活环境和各类慢性病等，都可能造成儿童身材矮小。生长激素缺乏症是最主要因素。家长应带患儿到正规医院，查明准确原因再对症施治。最佳治疗期是 10 ～ 12 岁前。

助长穴按法
有讲究

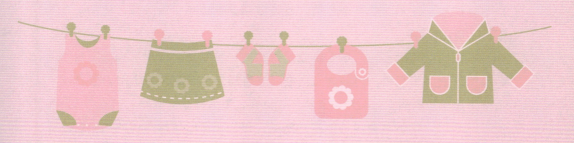

受访专家

河南省中医院针灸推拿科主任、副主任医师 焦乃军

春天的小苗窜得高，都说这会儿是孩子生长发育的黄金期，吃好玩好运动好，就能让孩子更高更壮。给大家推荐几个关键穴位，家长给孩子按摩按摩，就能增加经络运行和气血营养，达到事半功倍的效果。这几个"助长"穴，操作手法各异，但都简便易行，孩子好接受。

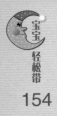

按百会穴：百会穴位于孩子头顶正中心，也就是两耳角直上与眉心向后连线的交叉点。家长每天轻轻地按孩子这个穴位 20～50 次，可以振奋阳气、扶正祛邪、清利头目。

推三关：沿着孩子的前臂内侧，用你的食指和中指，从腕横纹一直推到肘横纹，每天 100～300 次，就能够帮助调理孩子的脾胃，让他吃饭香，消化好。

拿三阳、三阴经："拿"也就是推拿的一种手法，即用手捏。胳膊和腿的外侧为三阳经，内侧为三阴经。注意捏外侧（三阳经）时，要从上往下捏，捏内侧（三阴经）要从下往上捏，每天各 3～5 遍。

搓脊柱：搓是最简单的按摩手法了，每天用掌心搓搓孩子的后背，沿着脊柱从下向上搓 5～7 次。只要你天天坚持，就能提高孩子的抵抗力，少生病。

揉肚子：这是一个很简单又常用的按摩方法，就是每天轻轻地为孩子揉腹，顺时针揉 1 分钟，逆时针再揉 1 分钟。目的也是调理脾胃、补益气血。

捏脊：捏脊有点专业，但想学也不难。家长用双手的中指、无名指和小指握成半拳状，食指半屈，拇指伸直对准食指前半段，然后顶住皮肤，拇指和食指前移，提拿皮肉并向上捻动，从尾椎两旁（脊柱两侧）双手交替向前推动，直到脖后突出位的大椎穴两旁。每天 3～5 遍，能调理消化系统，增强抵抗力。

很多中医医生自己都很看重为孩子做这样的穴位按摩，尤其是临睡前做一整套，不仅可增强孩子体质，还能增进家长与孩子的关系。没有什么比妈妈爸爸的爱抚更能让孩子安心又养神了。

（《健康时报》特约记者　李尤佳）

胖宝宝瘦身 4偏招

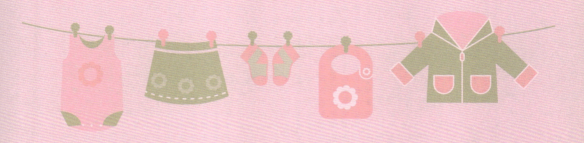

胖宝宝要瘦身，方法与成人大不同。

其实"减肥、瘦身"这样的字眼用在他们身上都不太适合，而且，比起大人什么都不敢吃来说，他们的"限制饮食"是非常有限的，有一些小"偏招"家长们不妨一试。

1. 菜谱越简单越好。对于胖宝宝来说，餐桌上只要有胡萝卜、白菜、土豆、西红柿、冬瓜、其他绿色蔬菜等这些家常菜就可以。

2. 蛋白质要补充够。虽然对胖宝宝来说，的确要限制饮食，但有几样是不能限制的，包括蛋白质食物、含维生素和矿物质的食物以及水分，否则就会影响到孩子的正常生长发育。

3. 爱吃食物不能禁。在调整胖宝宝饮食的时候，家长最好不要禁止他们吃最喜欢的食物，因为他们很可能会因此偷吃，并吃得更多，导致越来越胖。

4. 家里不能放零食。要减少胖宝宝在外就餐的次数，家里也不要存有零食，父母最好不要在孩子面前吃零食。这些都能够帮助胖宝宝甩掉身上的肥肉。

（全国心系系列活动组委会供稿）

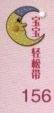
胖孩子，
常喝柠檬水

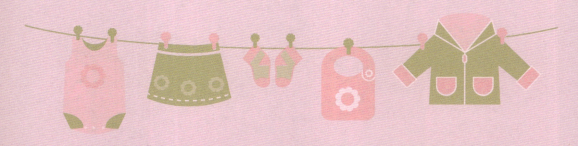

临床上经常看到胖孩子尿酸偏高，河南省郑州市第三人民医院肾病风湿科主任吴宪鸣遇到这种情况，总叮嘱家长要改变一下孩子的饮食结构，平时多给孩子喝苏打水，尤其在运动之后，柠檬水也具有同样功效。

苏打水和柠檬水能让尿酸在碱性环境下溶解，减少沉积。如果尿酸实在太高，可在医生指导下服用碳酸氢钠片。

平时少吃高嘌呤和高胆固醇食物，如动物内脏、海产品、肉类、浓汤等。多吃高钾食物，如香蕉、西兰花、芹菜等。钾可减少尿酸沉淀，有助于将尿酸排出体外。

最后提醒家长注意，爱吃肉的胖孩子，应该半年或一年查一次肾功能，发现异常，及早采取措施。

（《健康时报》特约记者　陈锦屏）

你应知道的
儿童症状门诊

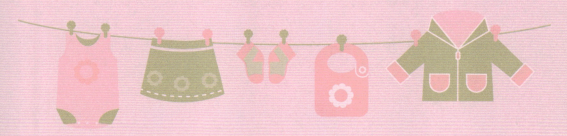

宝宝总出汗，要到医院挂哪个科呢？还有小孩子打呼噜、流鼻血、个子矮等应该挂哪个科呢？好在现在全国各地的儿童医院都开设了一些以疾病的症状命名的门诊，只要对上号就不怕走错门了。

鼾症门诊

看着宝宝张着嘴，呼噜噜地睡大觉，不少家长还挺美——这明明是睡得沉，睡得香甜嘛！其实这是对孩子健康有损害的小儿鼾症。据一项全国儿童睡眠状况调查显示，儿童睡眠障碍的发生率高达 27%，影响了儿童自身及其家人的生活质量和身心发育。而有些睡眠障碍，像严重的打鼾，如不治疗，会导致脑神经发育和体格生长的落后。

汗症门诊

小儿在安静状态下，全身或局部出汗过多的病症称为汗症，分自汗与盗汗两种。夜间汗出较多、醒后汗止者为盗汗；日间于安静中，或者稍活动即汗出较多者为自汗。平日体质虚弱的儿童，易发生汗症。汗症患儿宜应多进行户外活动，适当晒太阳。出汗后要及时更换衣服，多喝水，补充体液，保持皮肤清爽。还要避免直接吹风，并慎用辛散之药物。

厌食门诊

厌食是指小儿较长时期见食不贪，食欲不振，甚至厌恶进食的一种常见的脾胃病症。该病各个年龄都可能发生，尤其以 1~6 岁小儿多见，城市儿童的发病率较高。本病一般预后良好，少数病程较长的孩子，可能转为疳症。中医厌食门诊一般采用口服中药与推拿、针四缝等方法结合治疗厌食症。

鼻出血门诊

儿童的鼻出血，分局部原因和全身原因引起的出血。常见的鼻出血多由局部原因引起，主要由小儿患鼻炎或者鼻腔黏膜干燥导致；全身原因引起的鼻出血多是由于小儿患血液系统的疾病。预防鼻出血，首先家长要引导孩子多锻炼身体，做到科学饮食；教育小孩别将异物塞入鼻腔，别用手挖鼻孔；还要避免孩子接触有害化学品，新装修的房子，要等空气质量达标再入住。

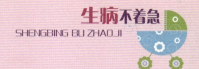

矮小门诊

儿童到医院后先检测骨龄情况，需要做生长激素激发实验、性激素检查、甲状腺功能检查、垂体核磁等相关检查，找准病因后对症治疗。家长需要注意在治疗期间，孩子每天至少保证 500 毫升牛奶摄入，每天补充钙片，每天坚持 1 个半小时的运动量，晚上 10 点半左右要进入深睡眠状态。

哮喘门诊

孩子感冒以后咳嗽不止，抗生素治疗无效，或一遇到冷空气就咳嗽、气喘，或白天如常人，夜间无缘无故突然胸闷、喘息发作，就应找专业医生排除哮喘可能。医生会对其进行肺功能检查、过敏原检测以及血常规嗜酸细胞免疫球蛋白计数检查等。明确为哮喘后，根据肺功能分级情况治疗。

腹泻门诊

腹泻分慢性和急性两种，慢性腹泻孩子的常见病有溃疡性结肠炎和牛奶过敏；急性腹泻有轮状病毒肠炎和细菌性痢疾。专家提醒，轮状病毒腹泻通常 5~7 天自然痊愈，家长在护理孩子时要做到换尿布和喂奶前勤洗手。如果孩子在前一段时间患过支气管炎或肺炎等病，反复使用抗生素的话，也能导致胃肠功能紊乱而出现腹泻。

遗尿门诊

孩子 3 岁以后尿床才是病，医学上称为遗尿症，可直接导致孩子性格内向、胆小、自卑、免疫力差、易感冒，并出现偏矮、偏瘦或虚胖体

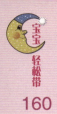

态。尿床时间长还会影响大脑发育，导致记忆力差、注意力难集中，使智商降低、学习成绩下降。专家提醒孩子尿床非小事，家长千万要当心，切不可漠视孩子的健康和未来，应尽早治疗。

（侯晓菊　班雁萍　覃雅芬　马军　王怀莲　李承益　孔晓明）

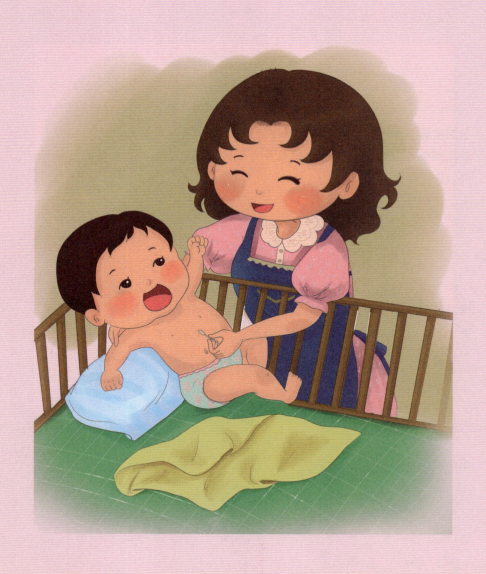

带孩子看病 4 诀窍

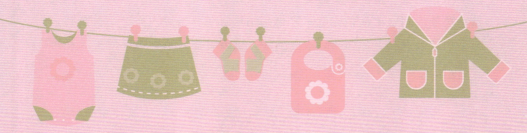

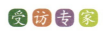

东南大学附属中大医院儿科主任医师　李海浪

　　孩子哇哇大哭，家长满头大汗，带孩子看病真是让人挠头的一件事，有的时候，能把孩子拖进诊室，家长就谢天谢地了。但是在东南大学附属中大医院儿科诊室里，孩子们总能很有秩序地安静看病，医生让张开嘴巴检查喉咙的时候，小家伙们就会拼命地张大嘴巴……这得归功于李海浪主任医师的日常宣传，他经常会给家长们讲一些就诊的技巧，也总有办法让害怕的孩子们平静下来。

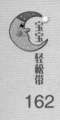

出门前：跟孩子聊聊看病什么样

李海浪说，门诊发现八九个月到 4 岁之间年龄段的孩子更容易对看病表现出恐惧，因为他们的独立意识已经开始萌发。多数家长因为担心孩子害怕就医，所以尽量避免和孩子谈论看病。其实这样恰恰不对，突然把孩子带到一个他们完全不了解的陌生环境，医生没有开始检查时，孩子们就表现出无比惊恐。李海浪说，这就好像我们大人突然被人劫持一样，不知道下面会发生什么。

正确做法：在孩子来就诊之前，一定要让孩子了解到在医院会发生什么，告诉孩子他将看到的情景：有穿白大褂的医生，有戴口罩的护士，并详细告诉他抽血的步骤、疼痛的感觉以及正确的做法。

提示：场景描述越细越好，还可以通过做游戏让孩子预习看病过程。

进诊室：听听孩子的真实感受

许多家长将孩子带到医院诊室后，就无视孩子的感受了，一门心思只想让孩子安静或者只顾和医生谈论病情。一个 4 岁的女孩看病时哭着喊妈妈，可是她母亲根本不理会，于是她就开始乱踢乱打。李海浪突然问她："小朋友，你有什么要说的吗？"女孩有些惊讶，然后模仿妈妈的说法，说自己有些咳嗽。

之后的检查小女孩都比较配合。临走时她对李医生说："我喜欢你。"

正确做法：其实孩子是需要充分尊重的，她当时的做法就是希望被关注，来解除她内心的不安全感。家长此时就应该多听听她的想法，安慰她，而不是不理睬和训斥。

提示：这种关注可以是就医时的肢体拥抱，也可以是轻言细语来解除孩子的恐惧感，帮助他找到安全感。

检查中：给孩子有安全感的"束缚"

对于过度紧张的孩子，可以通过正确的体位来克服他的恐惧。孩子

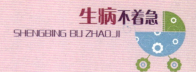
四肢不断挣扎、蹬踢，一些家长束手无策，孩子还没做检查，大人就已经被搞得大汗淋漓了。

正确做法：让孩子侧坐在家长一条腿上，然后家长用另一条腿紧紧夹住孩子的双腿，并用两臂呈环状围拢住孩子的身体，将孩子完全裹住紧紧拥抱，避免其上肢动弹。这种方法本身就能给予孩子巨大的安全感，同时可以完全束缚住孩子的肢体运动，使他能够顺利地接受检查。

提示：这样的拥抱方式同时需要所有的检查工作必须快速，让孩子对检查的记忆不过于深刻，以减少孩子的压力。

治疗时：千万别说打针不疼

多数家长喜欢欺骗孩子，明明要打针，嘴里却说："不打针，我们不打针"，结果却把孩子紧紧按住，让孩子扎针。所以有过一次这样的经历后，孩子的依从性就会越来越差，不仅不配合，奋力挣扎，有的还会由于过度哭叫出现憋气、呕吐。

还有的家长一再地强调打针不疼，把打针变成了"大灰狼"，反而适得其反，更加重了孩子的恐惧感。因为对于孩子来讲，特别是曾经有过不愉快的就医经历的孩子，一听到打针就会惊恐万分，很自然地就忽视了前面的"不"字，家长反复强调的"打针不疼"在他听来就是"打针很疼"。

正确做法：家长在语言安抚上要避免"不疼""不难受"这样的词，而"让医生看一下，我们马上回家"，这样的语言可以有效地舒缓孩子的恐惧感。专家指出，应该如实告诉孩子要如何治疗，而且态度坚决，孩子尽管一开始有些哭闹，但他发现不得不接受这个结果的时候，就会逐渐平静。千万不要哄骗和欺瞒孩子。

提示：看病时孩子过度紧张，远比疾病对孩子的损伤大，一些孩子歇斯底里，拼命哭闹，消耗了不少体力，加剧病情，对孩子健康很不利。

（《健康时报》特约记者　杜　恩）

怎样带
孩子看病

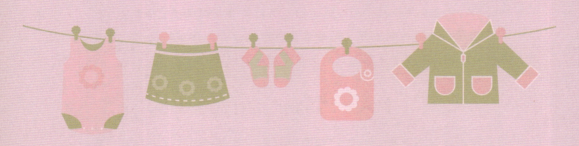

受访专家

南京军区福州总医院儿科主任、医学博士、副主任医师　余自华

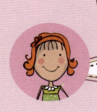

　　带孩子看病，家长烦恼最多，盼着能早点排到，盼着医生能多听自己讲点孩子的事情，但就诊时间有限，如何在短时间内向医生传达有效的内容，避免重复没用的信息呢？我把自己看诊时的经验提供给带孩子看病的家长们。

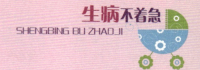

挂门诊：14岁前先挂儿科

国内划定儿科范围是0~14岁的孩子。常有家长带患有肾脏病的小孩到肾病科去看，看不好再跑到小儿科，这就把病情耽误了。成人科医生和小儿科医生看病不一样，儿科医生会考虑到孩子的生长发育，而成人科医生往往把孩子看成是成人的缩影。同样的一个病，两者的用药和剂量也不一样。

报年龄：6岁前要准确到月

看病时一定要告诉医生孩子的年龄，如几岁几个月，如果孩子不足一个月，要告诉医生孩子出生了几天，甚至具体到几小时、几分钟，这对医生判断疾病很有意义。3岁到学龄期的孩子最好要准确到月，年龄用周岁，因为不同的年龄尽管症状一样但得的病却不一定相同，比如两岁以内的孩子呼吸道、肠道疾病多见，那么，医生在问诊发烧的孩子时就会兼顾问到孩子有没有咳嗽、流鼻涕、鼻塞等呼吸道症状或拉肚子的胃肠道症状；而7岁的孩子拉肚子就比较少了，更多的是扁桃体炎，那么，医生就会问孩子是否有咽痛的症状。另外，家长最好能给医生提供孩子的准确体重，对开药有帮助。

述病情：惊厥时间精确到分

家长还要告诉医生孩子过去常见的疾病，特别是发烧时有没有惊厥过。如果半岁到5岁的孩子发烧时惊厥过，医生开药时就会用一些预防药。要告诉医生孩子发病时的主要症状和伴随症状。主要症状包括何时发病，发病几小时，多少天，有的疾病则要精确到分钟。例如惊厥，时间要求很准确。

另外，孩子如果有一些慢性病史，例如支气管哮喘病、先天性心脏病、脑瘫等信息要尽量提供给医生。有慢性肾脏病的孩子感冒了，医生开药时会给他们用对肾脏没什么毒性或毒性较小的药。

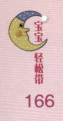

开处方：过敏最好单开一张

孩子如果有用药过敏史也一定要告诉医生，最好有以前医生做过皮试阳性的证明单子，因为有些医生不放心会让孩子再做一次皮试。家长还要让医生多开一张处方单，这样方便日后就诊时提供给医生。另外，医生在开药过程中家长尽量少打扰医生，以免医生分心。

来复诊：带全初诊所有单据

带孩子二次就诊，家长要将前次就诊的检查单、化验单和处方带上，以便医生查看。如果孩子住过院，就诊时应把疾病诊断书、检查单、化验单、出院小结、病情检验单带上。特别是从下级医院转诊到上级医院的孩子，可以帮助医生尽快做出诊断，还可以避免重复检查。每次看病后都要保管好孩子的病历卡，卡里存着孩子的病史和化验信息等。

另外卡里留一些够挂号的钱，以免排完长队轮到自己时发现没钱挂号，又得重新排队。

（《健康时报》特约记者　吴 志　李 政）

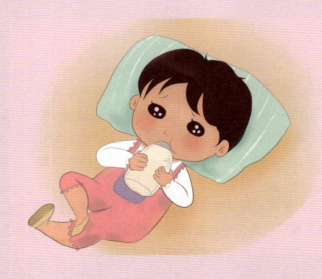

医生最恨
的偏方

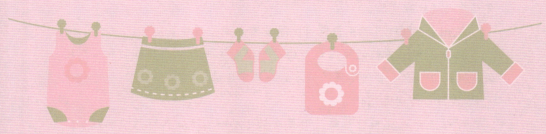

　　很多医生都不喜欢偏方，倒不是对这种来自民间的智慧有什么偏见，而是因为他们见到过太多因为不靠谱的偏方而受到伤害的孩子。杭州市中医院几位代表科室的专家，分享了他们的经验，有哪些偏方最容易有不良反应。另外，他们也推荐了几个比较靠谱的偏方，供家长们借鉴。

不靠谱偏方一：吃虫子治咳嗽

　　一位网友 3 岁的女儿反复咳嗽的症状居然因为吃虫子而好转了，他将此事放在网上得到了很多家长的追捧。医生在出诊时经常有家长问：吃虫子真的能治咳嗽吗？

　　这位网友的女儿在 1 岁后发现患了哮喘性支气管炎。输液、用抗生素都无法根除。夏天孩子回老家玩，爷爷从山上灌木的树刺中，找了 20 多条虫子给孙女吃——当地人都说这种虫子可以提高孩子抵抗力。吃了半年，孩子的咳嗽竟渐渐好了。

专家解读：

杭州市中医院中药房主任　王　初

在浙江的某些地方，确实有给孩子吃虫子增强抵抗力的做法，但具

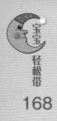
体是什么虫子，各地都不一样，虫子的叫法也都不一样，对这些虫子也没作过专门的研究。不过可以肯定的是，医院的中药房里，都没有这样的虫子入药。反倒是每年医院里都有乱用偏方而导致过敏的孩子来就诊，有些情况还比较危险。

杭州市中医院儿科主任医师、副教授　黄金诚

止咳偏方大多数的原理都是让孩子摄入高蛋白、高营养的物质，增强其抵抗力。但是食用这样的偏方需要非常谨慎。

推荐靠谱小偏方：

干咳无痰试试川贝蒸梨：川贝蒸梨并不一定适合所有的咳嗽症状，比方感冒初期、肺部感染严重的孩子，就不一定适合吃川贝蒸梨，只有干咳无痰并且炎症已经得到有效的控制时，才能吃润肺止咳的川贝蒸梨。

不靠谱偏方二：母乳涂脸治湿疹

湿疹真称得上是小婴儿的"流行病"了，也因此诞生了许许多多的偏方。杨女士的儿子两个多月开始，也长了不少的湿疹。老家来帮着带孩子的阿姨对杨女士说，每次喂完奶，挤两滴母乳涂到宝宝脸上就好了，老家都是这么做的。杨女士照做之后，第二天，儿子的湿疹更加厉害了，整个小脸红彤彤的，孩子痒得直哭。

专家解读：

杭州市中医院皮肤科主任医师　陶承军

门诊常常接诊到用这种土法治疗湿疹而导致皮肤发炎的小患者。新生儿皮肤娇嫩，血管丰富，抵抗能力也较成年人弱，母乳涂在皮肤上，容易造成汗腺口、毛孔的堵塞，使汗液、皮脂分泌排泄受阻而形成汗腺炎、皮脂腺炎和毛囊炎，还容易滋生细菌。而且母乳中并不含有治疗过敏的有效成分，生湿疹的宝宝皮肤屏障已经受损，再涂以母乳，只会使皮疹愈发严重。

推荐靠谱小偏方：

麻油去除湿疹污垢：如果有湿疹污垢堆积在头皮上，可以用麻油、橄榄油来剥脱。

不当饮食是引起小儿湿疹的一个重要原因，平时我们认为最安全的食物，对小婴儿来说，就可能是危险的过敏原。越是这样，越不能给孩子乱用偏方。倒是生活习惯要多多注意：勿过多晒太阳，勿过多穿衣服，避免把孩子捂出病来。

不靠谱偏方三：流鼻血时仰头举手

有读者说，我家孩子流鼻血时，我会让他把头往后仰，举起手来，哪个鼻孔出血就举相反那一边的手。

专家解读：

杭州市中医院耳鼻喉科副主任医师　陈志凌

这个方法在家长中很流行，就是成人流鼻血，也经常会这样做。实际在这个姿势下，鼻腔内已经流出的血液会因姿势及重力的关系向后流到咽喉部，不仅没有止血，还会将血液吞咽到食道和胃肠，刺激胃肠黏膜产生不适感或呕吐。出血量大时，还容易吸入气管及肺内，堵塞气道，导致危险。因此孩子流鼻血时，千万别让他仰头。另外，左鼻孔流血要举起右手，右鼻孔流血要举起左手，这种方法也是不科学的。手臂与鼻子不在一条血管上，这样做只是多此一举。

推荐靠谱小偏方：

捏紧患侧鼻翼：当孩子流鼻血时，应该让他坐下，头略向前倾，然后用冷毛巾敷在头部或在脖子上围一条冰毛巾或湿毛巾止血，或者在流鼻血的鼻孔中塞上一团小棉球，然后捏紧患侧鼻翼。

偏方因人而异、因地而异，尤其对于发育期的婴幼儿，切忌道听途说，胡乱使用。

（《健康时报》特约记者　徐尤佳）

温馨提示：本书中出现的一些小妙招未必适合所有孩子，每个孩子体质不同，若出现病症请及时就医。

图书在版编目（CIP）数据

生病不着急 / 健康时报编辑部主编；水冰月绘 . — 北京：中国科学技术出版社，2016

（宝宝轻松带）

ISBN 978-7-5046-7132-5

Ⅰ．①生… Ⅱ．①健… ②水… Ⅲ．①小儿疾病－诊疗②小儿疾病－护理

Ⅳ．① R72 ② R473.2

中国版本图书馆 CIP 数据核字（2016）第 074388 号

策划编辑：肖　叶
责任编辑：邵　梦
封面设计：朱　颖
图书装帧：参天树
责任校对：王勤杰
责任印制：马宇晨
法律顾问：宋润君

中国科学技术出版社出版

http://www.cspbooks.com.cn

北京市海淀区中关村南大街 16 号

邮政编码：100081

电　　话：010-62103130

传　　真：010-62179148

科学普及出版社发行部发行

鸿博昊天科技有限公司印刷

开　　本：720 毫米 ×1000 毫米 1/16

印　　张：11

字　　数：180 千字

2016 年 7 月第 1 版　2016 年 7 月第 1 次印刷

ISBN　978-7-5046-7132-5/R・1884

印　　数：1-3000

定　　价：39.80 元